抚触捏脊消百病

——老中医不外传的小儿保健法

隋晓峰 戚林 双福 ◎ 主编

（第二版）

化学工业出版社

·北京·

内 容 简 介

本书介绍了能促进小儿生长发育的抚触和捏脊综合操，能健脾增食欲、增高壮体、调理肠胃、预防近视等的保健手法，并针对小儿日常遇到的小病小痛，如感冒、厌食、腹痛、呕吐、腹泻、便秘、发热、哮喘、咳嗽、支原体肺炎、手足口病，给家长介绍了病症产生的原因、应知的简易辨别方法、推拿的基本手法、不同证型的推拿治疗手法、对症食疗验方、病案举例等内容。随书附赠二维码视频，由儿科专家实景演示指导，手法精准，方便读者学习和掌握。

图书在版编目（CIP）数据

抚触捏脊消百病 ： 老中医不外传的小儿保健法 / 隋晓峰，戚林，双福主编． -- 2版．--北京 ： 化学工业出版社，2024. 11. -- ISBN 978-7-122-46512-2

Ⅰ．R244.1

中国国家版本馆CIP数据核字第2024BM8967号

责任编辑：邱飞婵　　　　　　　　　文字编辑：李　平

责任校对：宋　夏　　　　　　　　　装帧设计：双福 SF文化·出品 www.shuangfu.cn

出版发行：化学工业出版社（北京市东城区青年湖南街13号　　邮政编码 100011）

印　　装：北京宝隆世纪印刷有限公司

787mm×1092mm　1/16　印张14　　字数263千字

2025年1月北京第2版第1次印刷

购书咨询：010-64518888

售后服务：010-64518899

网　　址：http://www.cip.com.cn

凡购买本书，如有缺损质量问题，本社销售中心负责调换。

定　　价：59.80元　　　　　　　　　　　　　　版权所有　违者必究

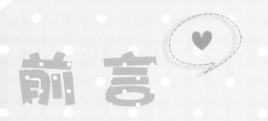

前言

宝宝在成长的不同年龄段会遇到许多不同的问题。小儿"既无声色货利之郁于中，又无劳苦饥渴之积于外，而且口不能言，脉无从测"，所以，家长掌握一些儿童保健知识和行之有效的自然疗法非常必要。小儿捏脊、抚触、推拿疗效较好，日渐受到家长的青睐。

本书介绍了能促进小儿生长发育的抚触和捏脊综合操，能健脾增食欲、增高壮体、调理肠胃、预防近视等的保健手法，并针对小儿日常遇到的小病小痛，如感冒、厌食、腹痛、呕吐、腹泻、便秘、发热、哮喘、咳嗽、支原体肺炎、手足口病，给家长介绍了病症产生的原因、应知的简易辨别方法、推拿的基本手法、不同证型的推拿治疗手法、对症食疗验方、病案举例等内容。希望这些阐述使家长在遇到孩子不舒服的时候，能有所参考，在家运用一些保健手法，以缓解孩子的部分症状。但是，当家长没把握时一定要及时带孩子就医，可以在症状得到控制或者消失后再给孩子做调理。中医讲"未病先防"，所以为了孩子的身体健康，平时应加强身体调理，其中健脾和胃、固护肺卫、疏肝理气、补肾益气等都是很重要的调理方法。

希望本书能给读者朋友以启迪，帮助孩子应对各种复杂的环境，帮助家长从容地应对孩子成长过程中遇到的健康问题。

编者

2024 年 8 月

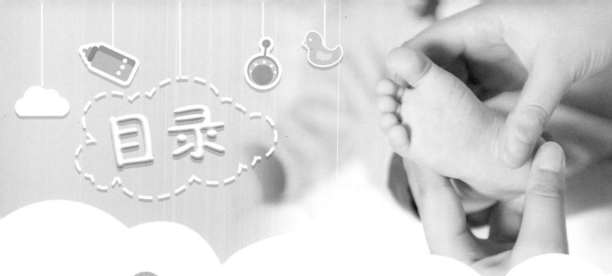

目录

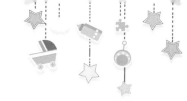

第三章　祛除小儿常见小病小痛 /75

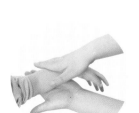

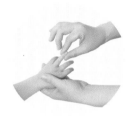

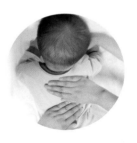
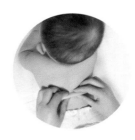

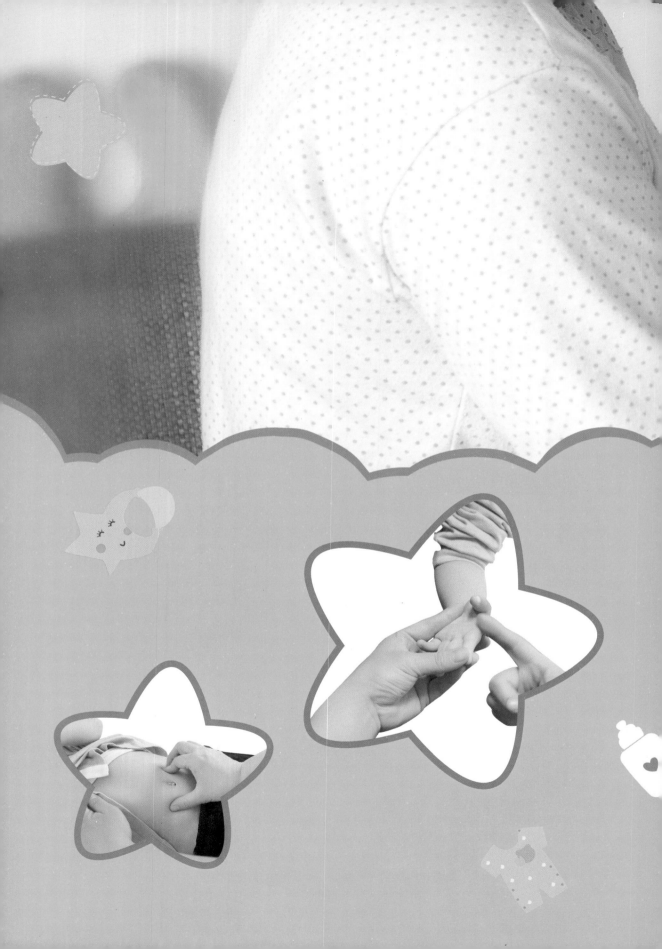

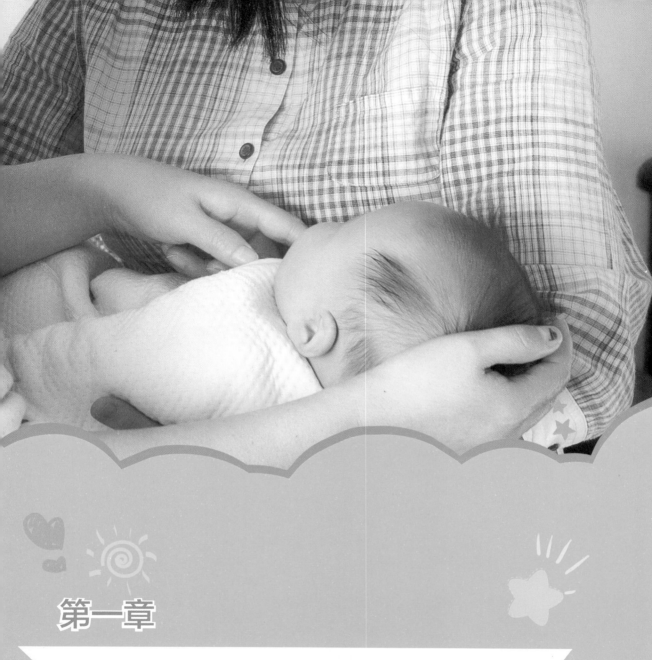

第一章

要想小儿身体好，先学抚触与捏脊

国内外专家多年的研究和临床实践证明，给小儿进行系统的抚触与捏脊，有利于小儿的生长发育，有增强免疫力等作用。想要了解抚触与捏脊，先从本章开始。

小儿从出生起一直处于不断生长发育的过程中，其解剖生理特点以及在病理和免疫方面都与成人有很大程度的差异。只有对小儿身体特点、按摩手法特点等基础知识有全面的了解，才能正确地指导治疗。

抚触与捏脊的保健原理

什么是抚触？

抚触是抚触者的双手以特定技巧，即用推、按、摩等手法对小儿体表部位进行的操作。

抚触的保健原理是什么？

抚触能刺激机体表面的感受器，从而使经络疏通、气血通畅，改善新陈代谢，调整各脏腑的生理功能，达到预防和治疗疾病的目的。抚触最适合施于婴幼儿，年龄越小越易奏效。

抚触有什么作用？

☑抚触能加快免疫力的完善，起到保健治病、促进小儿生长发育的作用。

☑抚触能预防感觉统合失调❶，促进新生儿神经支配行为的发育，促进智力发展。

☑抚触能促进早产儿生长发育，促进胃肠功能的成熟，有利于热量摄取，促进体重增长，促进食物的消化和吸收，减少小儿哭闹，增加睡眠。

☑抚触可以促进小儿与大人的交流，帮助小儿获得安全感，增强对大人的信任感。

☑心理学研究发现，有过婴幼儿期抚触经历的人在成长中较少出现攻击性行为，喜爱助人、合群。另有研究表明，抚触可以帮助小儿获得平和安静的感觉。

什么是捏脊？

捏脊是儿科推拿手法中常用的治疗方法。简单地说，是用双手拇指指腹和食指中节靠拇指的侧面，在小儿背部皮肤表面顺序捏、拿、捻动的一种中医治病的方法。

捏脊的保健原理是什么？

捏脊疗法通过刺激背部腧穴以达到刺激神经干和神经节，诱发机体复杂的神经－体液调节，最终增强免疫功能的目的。

---

❶感觉统合失调：是指外部的感觉刺激信息无法在儿童神经系统进行有效的整合，而使机体不能和谐地运作，久而久之形成各种障碍（如注意力不集中、做事拖拉、多动、紧张、胆小、爱哭、不合群等），最终影响身体健康。

捏脊有什么作用？

☑ 捏脊可以整体地、双向地调节内脏功能。

☑ 捏脊可以促进气血运行、改善脏腑功能。

☑ 捏脊可以达到防病、治病的目的。

巧用抚触与捏脊，轻松缓解小病痛

抚触与捏脊是一种无针、无药、无创伤、无副作用的物理疗法，是一种标本兼治的全身治疗方法。该疗法不受时间、地点、环境、条件的限制，还可结合其他穴位的按摩，具有易学、易掌握、易操作、方便灵活、见效快的优点。

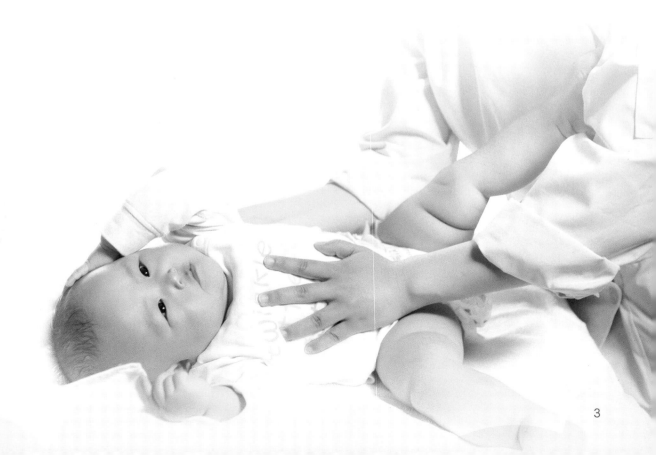

治疗时采用轻、重、缓、急、刚、柔等不同刺激量的手法，起到通经络、和气血的作用，以改变小儿身体内部阴阳失调的病理状态，从而达到恢复阴阳相对平衡的目的。

手法作用于局部，在局部通经络、行气血、濡筋骨，并通过气血、经络影响到相应脏器及其他部位。有人通过穴位按摩（对脾俞、胃俞、足三里等穴位进行按摩）观察胃的运动，结果表明按摩脾俞、胃俞可引起胃运动增强，按摩足三里可引起胃运动抑制；进一步研究发现，在胃运动增强时，按摩往往可使胃的运动减弱，而在胃的运动减弱时，按摩往往可使胃的运动增强。

小儿抚触、捏脊，结合其他的穴位按摩，具有扶助正气的作用，再配合适当的营养及功能锻炼，能增强小儿体质，提高机体的抗病能力和自然修复能力，从而祛除病邪、增进健康。

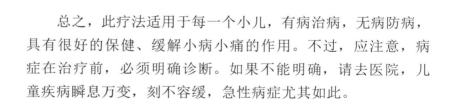

除了对身体健康有益之外，按摩刺激可通过经络或神经传递到相应的脏腑、组织和器官，调节大脑状态，从而起到提高智力的作用。

总之，此疗法适用于每一个小儿，有病治病，无病防病，具有很好的保健、缓解小病小痛的作用。不过，应注意，病症在治疗前，必须明确诊断。如果不能明确，请去医院，儿童疾病瞬息万变，刻不容缓，急性病症尤其如此。

做好操作前的准备

时间、环境准备

① 时间最好选在小儿沐浴前后、午睡前以及晚上睡觉之前。

② 房间的温度不宜过低或者过高，最好保持在 25℃。

③ 环境应当安静且干净，最好放一些轻柔的音乐，以帮助小儿放松身心。

④ 最好选择小儿的卧室或者小儿熟悉的房间，这样能使小儿感觉安全舒适，能起到放松的效果。

姿势、表情准备

在施行手法时体位选择以便于手法操作和小儿舒适为原则。

① 对于 3 岁以内的小儿，可由别人抱着按摩，也可采取摇篮式的姿势，方法如下。

a. 大人坐在垫子上，双腿伸直后将膝盖微微向外弯曲，使双腿间形成一个摇篮的形状。

b. 然后在腿中间铺上厚厚的垫子，将小儿放在中间，头部靠近大人的脚跟处，这样能够随时观察到小儿的表情，以便调节节奏与力度。

② 对于 3 岁以上的儿童，可使小儿采取坐位、仰卧位、俯卧位或侧卧位等。

③ 大人在操作的时候还应当面带微笑，与小儿进行目光交流，将爱意传达给小儿，以起到更好的效果。

其他

① 大人应当将指甲剪短并且打磨光滑，将佩戴的手表、戒指、手链等饰品摘除，以免划伤小儿娇嫩的肌肤。

② 操作前大人可以先用热水洗净双手，以保证小儿的健康。用热水洗手还可以增加手掌温度，使小儿感觉更加舒服。

③ 一定要在小儿精神状态良好的条件下进行，如不疲倦、不烦躁、不饥饿。

④ 可以准备一块干净的棉质垫子或者大浴巾，铺在小儿身下，让其更舒适。

灵活选用辅助介质

为了减少对皮肤的损伤，可借助某些辅助介质，这样既能增强疗效，又能呵护肌肤。下面介绍几种常用的辅助介质，可根据需要灵活选用。

介质 1：宝宝油或者小儿润肤露

制作 商超、药店购买。

使用 在手心涂上适量，搓匀即可。

功效 既可以减少皮肤的摩擦，避免擦伤小儿的皮肤，还可以将水分保存在小儿的肌肤中，有效防止皮肤干燥、出疹。

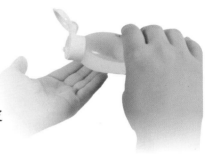

介质 2：生姜汁

制作 取鲜生姜适量，切碎、捣烂，取汁液即可。

使用 在手心涂上适量，搓匀即可。

功效 冬春季节常用姜汁，取其辛温，能发汗解表、温中健胃、助消化之功效。既可用于风寒感冒，又可用于胃寒呕吐及腹痛、腹泻等。

介质 3：葱白汁

制作 取葱白适量，切碎、捣烂，取汁液即可。

使用 在手心涂上适量，搓匀即可。

功效 葱白能散在表之风寒，有发汗解表、散寒通阳的作用。对于风寒感冒的轻症，常用葱白汁作介质。此外，对于因寒凝气滞所导致的小便不利，也可使用本品。

介质 4：鸡蛋清

制作 把生鸡蛋打一小洞，然后倒置，取渗出的蛋清使用。

使用 在手心涂上适量，搓匀即可。

功效 有清热除烦、消积导滞的功效，用于消化不良，或久病后期烦躁失眠、手足心热等阴虚有热病症。

介质 5：薄荷水

制作 取鲜薄荷叶或干薄荷叶（鲜者最好），浸泡于适量的开水中，容器加盖存放 8 小时后，去渣取汁液即可。

使用 在手心涂上适量，搓匀即可。

功效 有疏散风热、清利头目的作用，夏天炎热季节常用。

介质 6：滑石粉、爽身粉、玉米淀粉

制作 药店、医院、商超购买。

使用 在手心涂上适量，搓匀即可。

功效 有润滑皮肤、干燥除湿的作用。对于婴幼儿等皮肤娇嫩者，一年四季均可使用。

介质 7：肉桂液

制作 肉桂加适量水煮开，晾凉取液即可。

使用 在手心涂上适量，搓匀即可。

功效 有补火助阳、散寒止痛的作用，体虚畏寒小儿在冬季常用。

一学就会的基本手法

手法总要求：要持久有力、稳妥柔和、轻快均匀。小儿脏腑娇嫩、肌肤柔嫩，操作时尽量做到手法轻而不浮、柔中有刚、快而不乱、实而不滞，适达病所而止，不可竭力。

推法

推法为小儿按摩常用手法之一，主要包括直推法、分推法、旋推法三种。

直推法　　**分推法**　　**旋推法**

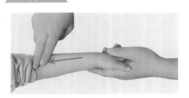　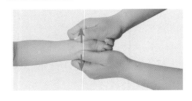　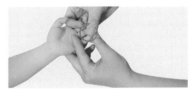

以拇指端桡侧缘或指面，或食、中二指指腹，或以掌根在穴位或一定部位上作直线向前推动。　　用双拇指指面，自穴位向两旁分向推动。　　用拇指指面在穴位或一定部位上作频频旋转推动。

特别说明　　有旋推为补、直推为清为泻（向指根方向），屈其指直推为补、直其指直推为泻等说法。

运法

用拇指或食、中、无名指三指指面在穴位或一定部位上，由此往彼作弧形或环形运转。

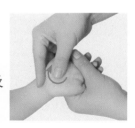

特别说明　　有顺运为泻、逆运为补，左运汗、右运凉及左转止吐、右转止泻等说法。

按法

用拇指指腹或掌根在一定部位或穴位上逐渐用力向下按压，称按法。

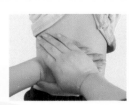

特别说明　　操作时常与揉法结合而用，称按揉法。

揉法

揉法为小儿按摩常用手法之一，分指揉法、掌根揉法、鱼际揉法三种。

指揉法

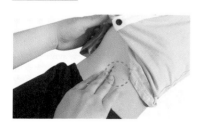

用拇指或食指端，或用食、中、无名指指端着力，紧紧吸附在穴位或一定部位上并作回环揉动。

掌根揉法

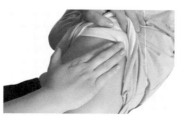

用掌根部分着力，在穴位或一定部位上回环旋转揉动。

鱼际揉法

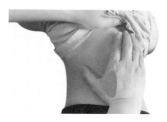

仅用大鱼际部着力，在穴位或一定部位上回环频频揉动。

摩法

摩法为小儿按摩常用手法之一，分指摩法、掌摩法、旋摩法三种。

指摩法

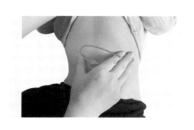

用食、中、无名指三指腹在穴位或一定部位上作连续的回旋摩动。

掌摩法

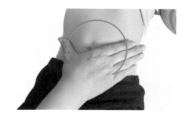

用掌心在穴位或一定部位上作回旋摩动。

旋摩法

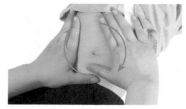

用双手全掌指面着力，自患儿下腹部开始沿升结肠、横结肠、降结肠的解剖方向，两手一前一后作交替旋转运摩。

特别说明　有逆摩为补、顺摩为泻，掌摩为补、指摩为泻，缓摩为补、急摩为泻等说法。

掐法

掐法为小儿按摩常用手法之一。用拇指指甲用力掐入穴内，以不掐破皮肤为宜。

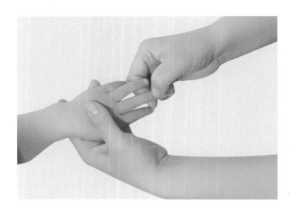

搓法

用双手掌心相对用力，夹住一定部位，然后双手交替或同时用力快速搓动，并同时作上下往返的移动，称为搓法。

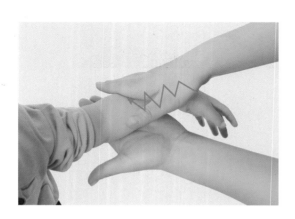

拿法

拿法是小儿按摩常用手法之一。以拇指指端与食、中二指指端，或以拇指指端与其余四指指端相对用力提捏筋腱。后者又称五指拿法。

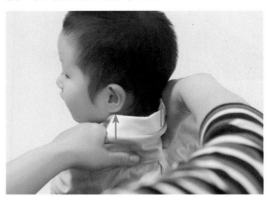

擦法

用拇指桡侧缘、手掌，或用食、中、无名指指面在体表一定部位或穴位上来回摩擦，称为擦法。擦法又分指擦法、掌擦法和鱼际擦法三种。

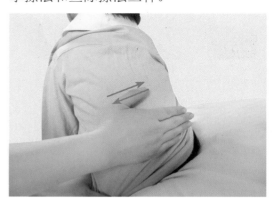

抹法

用单手或双手拇指面紧贴皮肤，作上下或左右往返移动，称为抹法。

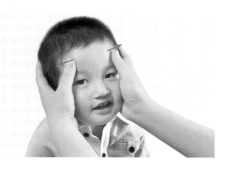

捻法

用拇指、食指面，捏住一定部位，作对称的用力捻动，称为捻法。

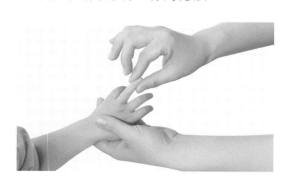

捏法

捏法为小儿按摩常用手法，分捏脊法和捏挤法两种。

捏脊法

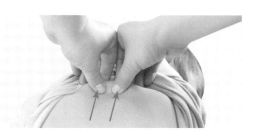

用双手拇指和食指作捏物状手形，自腰骶开始，沿脊柱交替向前捏捻皮肤，具体参见本章"中医捏脊法"。在操作时，所提皮肤多少和用力大小要适当，而且要直线向前，不可歪斜。

捏挤法

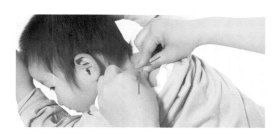

用双手拇指与食、中、无名指指端自穴位或部位周围向中央用力捏挤，直至使局部皮肤红润和充血为止。

特别说明

以前民间无钟表，推拿计时靠计数，所以在本文中也延续传统，在操作步骤上也说明了次数。不过，结合实际情况，也给出了建议的时间长短，读者可以灵活掌握和使用。

毁掉效果的 6 种常见错误操作

不注意保暖

室内温度要控制在 25℃左右，温度过低小儿容易着凉。将小儿的替换衣物、尿不湿、包被等都放到床边，做完抚触后及时为小儿着衣并包裹好。

过饱、过饥时做抚触

不要在小儿过饥或过饱的时候进行，否则在抚摸时容易造成小儿腹部不舒服。

操作的时间过长

对新生儿，每次按摩 15 分钟即可；稍大一点的小儿，约需 20 分钟；最多不超过 30 分钟。一般每天进行 3 次。

一旦小儿开始出现疲倦、不配合的情况，就应立即停止。因为超过 30 分钟，小儿就会觉得累，开始哭闹，这时候大人就不该勉强小儿，让他休息后再做。

疲劳、哭闹时做抚触

小儿觉得累、哭闹时，任何刺激均不适宜，应该让他休息，等安定好情绪后再进行抚触。

力度不适当

按摩时应轻柔，不可用力过猛，否则会伤及小儿肌肤，产生其他副作用。

不用介质

在给小儿做抚触时使用介质，能够起到保护、清洁、润滑的作用，使操作更加温柔舒适。尤其是初生的小儿由于皮肤缺少角质层的保护，故显得特别娇嫩，任何粗糙的触摸，都会导致小儿不适、惊恐，甚至皮肤破损，而导致细菌感染。

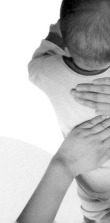

早产小儿更需要爱护

抚触与捏脊对小儿的生长发育很有帮助，这已经被越来越多的大人所重视。那么，早产儿能不能做呢？

答案是肯定的。对于早产小儿来说，抚触是最安全、最舒适的交流活动，而且也可以作为早产儿健康发育的综合干预措施之一。

有助于发育

报道显示：早产儿出生 24 小时后即可开始抚触疗法，经过一段时间的按摩，可以使小儿的奶摄入量明显增加，头围、身长、体重均明显增加。

这是因为抚触有助于调节小儿神经、内分泌及免疫系统，增加迷走神经紧张性，使胃泌素、胰岛素分泌增加，奶量摄取增加，同时又可减少小儿焦虑情绪，增加睡眠时间，这些都有利于体重增加。

抚触与捏脊有利于促进早产儿 β - 内啡肽、5- 羟色胺、肾上腺皮质激素等的分泌，从而增强免疫功能，促进健康发育。

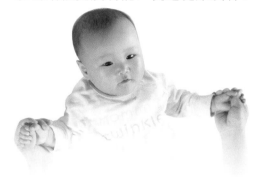

在互动中增进感情

抚触与捏脊对孩子的健康有益，同时抚触过程也是爱的交流过程，对早产儿来说尤其如此。让小儿通过父母的抚触来获得足够的安全感，让亲子在互动中增进感情。

在给早产儿操作时，要注意哪些内容？

☑注意给早产儿保温，因为早产儿体内调节温度的机制尚未完善，皮下脂肪的量不足以为他们保温，散热很快，所以保温十分重要。室温要控制在 24 ～ 27℃，洗澡室温 28℃，每 4 ～ 6 小时测一次体温，保持体温恒定在 36 ～ 37℃。

☑谨防感染，操作前必须洗净双手。另外，对早产儿进行操作时，大人的手应是暖和的。

先了解小儿身上的黄金地

小儿身上有许多特定的穴位。这些穴位不仅有"点"状，而且还有"线"状及"面"状。有相当多穴位都聚集在两手，正所谓"小儿百脉汇于两掌"。了解小儿身上的重点穴位和功效，对小儿日常保健很有益。

头面颈项部

◇百会◇

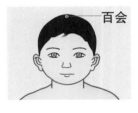

【位置】

两耳尖连线与头顶正中线的交点处；或前发际正中直上5寸。

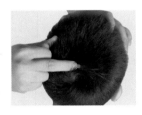

【操作】

揉法或按法：指端揉或按，按 30 ～ 50 次，揉 100 ～ 200 次。

【主治及应用】

① 主治头痛、惊风、脱肛、遗尿等。

② 治惊风、烦躁等症，可与清肝经、清心经、掐揉小天心等合用。

③ 治遗尿、脱肛等症，可与补脾经、补肾经、推三关、揉丹田等合用。

◇天门◇

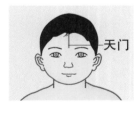

【位置】

两眉中间（印堂）至前发际成一直线。

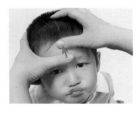

【操作】

推法：两拇指自下而上交替直推，称开天门或推攒竹，推 30 ～ 50 次。

【主治及应用】

① 主治外感内伤诸证。

② 能疏风解表、开窍醒神、镇静。

③ 对于外感发热、头痛等症，多与推坎宫、揉太阳等合用；对于烦躁者，多与清肝经、按揉百会等合用以镇静安神。

◇印堂◇

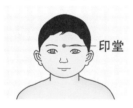

【位置】

在前额，两眉头连线之中间，与前正中线之交点处。

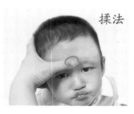

揉法

【操作】

① 揉法：以指端揉 20 ～ 30 次。

② 掐法：用拇指掐 3 ～ 5 次。

【主治及应用】

① 主治感冒头痛、昏厥、抽搐、癫痫等。

② 能醒脑安神、祛风通窍。

◇坎宫◇

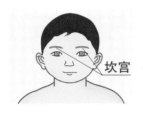

【位置】

从眉头起沿眉向眉梢所成的一横线。

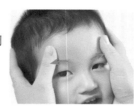

【操作】

推法：两拇指自眉心向眉梢作分推，称推坎宫，又称分推阴阳，操作 30 ～ 50 次。

【主治及应用】

① 主治外感发热、惊风、头痛、目赤痛。

② 能疏风解表，醒脑明目，止头痛。

③ 推攒竹、推坎宫、揉太阳合用：治疗头痛、发热等外感表证。推坎宫、清肝经、掐揉小天心、清天河水合用：治疗目赤肿痛、口舌生疮等实热证。

◇迎香◇

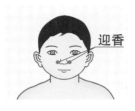

【位置】

在面部，鼻翼外缘中点旁开约 0.5 寸，鼻唇沟中。

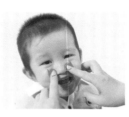

【操作】

揉法：用两食指揉，操作 20 ～ 30 次。

【主治及应用】

① 主治鼻塞流涕。

② 能宣通鼻窍。

③ 主要用于外感或慢性鼻炎引起的鼻塞，可与清肺经、拿风池等合用。

◇太阳◇

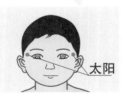

【位置】

　　在前额两侧，眉梢与外眼角之间，向后约1横指的凹陷处。

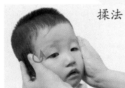

揉法

【操作】

　　① 推法：两拇指桡侧自前向后直推，称推太阳。

　　② 揉法或运法：用两拇指或中指指端揉或运，称揉太阳或运太阳。

　　可与清天河水等合用，操作30～50次。

【主治及应用】.

　　① 主治头痛发热、目赤痛、外感、内伤。

　　② 能疏风解表，调节阴阳，清利头目。

◇睛明◇

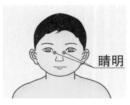

【位置】

　　在面部，内眼角上方约0.1寸凹陷处。

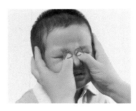

【操作】

　　揉法：用指腹按揉50～100次。

【主治及应用】

　　① 主治各种眼疾、头痛、鼻塞等。

　　② 睛明为足太阳膀胱经的首穴，具有疏风清热、通络明目的作用。

　　③ 睛明是治疗眼病的主穴，也是眼保健操必选穴，可养眼明目、缓解视疲劳。

◇四白◇

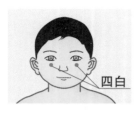

【位置】

　　在面部，双眼平视时，瞳孔正中央下约1寸处。

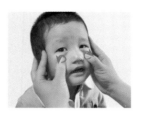

【操作】

　　揉法：用指腹按揉50～100次。

【主治及应用】

　　① 主治目赤肿痛、迎风流泪、面痛、面肌抽搐、口眼歪斜、头痛、眩晕等。

　　② 能散风明目、舒筋活络。

　　③ 可以有效地改善视力、缓解眼酸胀，是眼保健操中必须按摩的一个穴位。

◇风池◇

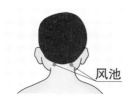

【位置】

　　在项部，当枕骨之下，胸锁乳突肌与斜方肌上端之间的凹陷处。

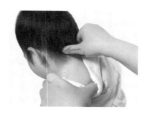

【操作】

　　拿法：用拇、食指指端拿5～10次。

【主治及应用】

① 主治感冒、头痛、颈项强痛。

② 治感冒、头痛，可与常用手法清肺经等合用；治颈项强痛，可与揉列缺、揉颈项部肌肉合用。

◇风府◇

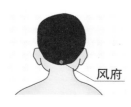

【位置】

　　在项部，当后发际正中直上1寸，枕外隆凸直下，两斜方肌之间凹陷中。

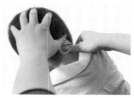

【操作】

　　揉法：以指端按揉50～100次。

【主治及应用】

① 本穴为祛风要穴之一，内中风及外风所致病症均可选用。

② 主治癫狂痫、癔症❶、舌强不语、失音❷、咽喉肿痛、头痛、头晕、项强❸等。

◇天柱骨◇

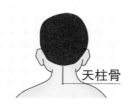

【位置】

　　在项部，后发际中点至大椎所成的一直线。

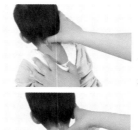

【操作】

　　推法：用拇指或食指自上而下直推，推30～50次。

❶癔症：是神经病症的一种。

❷失音：指语言如故，而声音不出，舌强不语。

❸项强：颈项部肌肉筋脉僵硬。

【主治及应用】

① 主治发热、呕吐、项强、惊风等症。

② 推、刮天柱骨能降逆止呕、祛风寒。

③ 治疗呕恶，可与推板门、揉中脘合用。治疗颈项强痛、发热等外感表证，可与拿风池、掐揉二扇门合用。

胸腹部

◇膻中◇

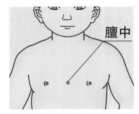

【位置】

在胸部，前正中线上，平第4肋间，两乳头连线中点处。

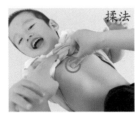

揉法

【操作】

① 揉法：用指端揉 50 ～ 100 次。

② 推法：两拇指自穴中间向两旁分推至乳头称分推膻中，操作 50 ～ 100 次。用食、中指或拇指自胸骨切迹向下推至剑突称推膻中，操作 50 ～ 100 次。

【主治及应用】

① 主治胸闷、咳喘、痰鸣、吐逆❶等。

② 胸闷，取分推膻中；咳喘、痰鸣，取揉膻中，可与推肺经、揉肺俞等合用；吐逆，取推膻中，可与揉天突、按揉丰隆等合用。

◇中脘◇

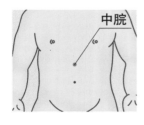

【位置】

在上腹部，前正中线上，脐中上方4寸。

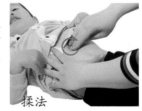

揉法

【操作】

① 揉法：用指端或掌根揉中脘，操作 100 ～ 300 次。

② 摩法：用掌心或四指摩中脘部位 5 分钟。

③ 推法：自天突起沿胸部正中线直下推至中脘，操作 100 ～ 300 次。

---

❶吐逆：呕吐、呃逆。

【主治及应用】

① 主治腹胀、嗳气、食积、食欲缺乏、呕吐、泄泻等。可与推脾经、按揉足三里等合用。

② 胃气上逆、嗳气呕恶，可与推板门、推天柱骨等合用。

◇天枢◇

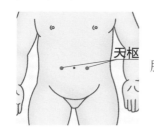

【位置】

在中腹部，脐中旁开 2 寸。

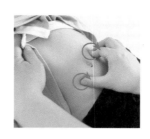

【操作】

揉法：以拇指、食指分别置于两侧天枢揉动 50 ～ 100 次。

【主治及应用】

① 主治腹泻、腹胀、腹痛、便秘、消化功能紊乱。

② 急慢性胃肠炎及消化功能紊乱，可与揉脐、推脾经、按揉足三里等合用。

③ 在临床上，可同时揉动天枢与脐，以中指定脐，食指与无名指分别按于两侧天枢同时揉动。

◇肚角◇

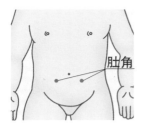

【位置】

脐下 2 寸，前正中线旁开 2 寸。

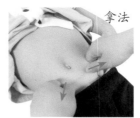

拿法　【操作】

① 拿法：用拇、食、中三指拿 3 ～ 5 次。

② 按法：用中指按 3 ～ 5 次。

【主治及应用】

① 主治腹痛、腹泻。

② 对虚寒腹痛、腹泻效果较好，可与补脾经、摩腹、揉丹田等合用。

③ 本法刺激性较强，为防止患儿哭闹影响治疗，可在诸手法施毕后，再拿此穴。

◇大椎◇

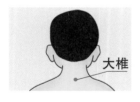

【位置】

在后正中线上，第7颈椎棘突下凹陷中。

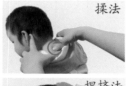

揉法

捏挤法

【操作】

① 揉法：以指腹揉50～100次。

② 捏挤法：用两手拇指、食指对称着力，用力将大椎周围皮肤捏起进行捏挤，至局部皮肤充血潮红。

【主治及应用】

① 大椎为手足三阳经和督脉的交会穴，为振奋阳气、强壮保健的重要穴位。

② 主治发热、感冒、咳喘、项强等症。

③ 揉大椎常用于治疗感冒发热、项强等症。捏挤大椎对百日咳有一定的疗效。刮大椎用于中暑发热。

◇脊◇

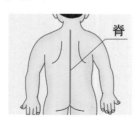

脊

【位置】

脊背的正中线，从尾骨部起至第7颈椎。即沿着督脉的循行路线，从长强直至大椎。

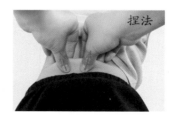

捏法

【操作】

① 推法：用食指、中指指腹在背部自上向下直推50～100次。

② 捏法：参见本章"中医捏脊法"。

【主治及应用】

① 主治发热、感冒、腹泻、腹痛、恶心、呕吐、营养不良、便秘、抽搐、癫痫、夜啼、脱肛、遗尿等。

② 能调和阴阳，补益气血，培补元气，强健脾胃，清热退热。

◇肺俞◇

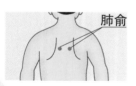

肺俞

【位置】

在背部，第3胸椎棘突下，后正中线旁开1.5寸。

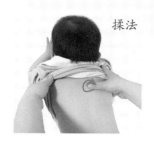

揉法

【操作】

① 揉法：以食、中指指端或拇指指腹交替揉两侧穴位各50 ～ 100 次。

② 推法：两拇指指端分别自肩胛骨内缘由上向下分推100 ～ 200 次。

【主治及应用】

① 主治咳嗽、气喘、胸满、鼻塞、骨蒸、潮热、盗汗、喉痹、吐血、咯血、腰背痛、癫狂、风疹、黄疸、痤疮等。

② 能调肺气，补虚损，止咳嗽。

◇脾俞◇

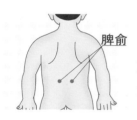

【位置】

在背部，第 11 胸椎棘突下，后正中线旁开1.5 寸。

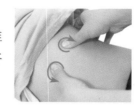

【操作】

揉法：以食、中指指端或两拇指指腹揉50 ～ 100 次。

【主治及应用】

① 主治厌食、腹胀、呕吐、腹泻、便血、黄疸、水肿等。

② 能健脾胃，助运化，祛水湿。

◇胃俞◇

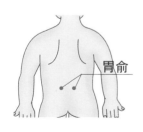

【位置】

在背部，第 12 胸椎棘突下，后正中线旁开1.5 寸。

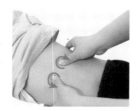

【操作】

揉法：以食、中指指端或两拇指指腹揉50 ～ 100 次。

【主治及应用】

① 主治胃肠疾患、胸胁痛、腹胀、呕吐、肠鸣、消化不良等。

② 能健脾和胃。

◇肾俞◇

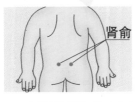

【位置】

在腰部，第2腰椎棘突下，后正中线旁开1.5寸。

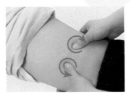

【操作】

揉法：以食、中指指端或两拇指指腹揉50～100次。

【主治及应用】

① 肾俞是肾之背俞穴，内应肾脏，是肾气转输、输注之所。肾为先天之本，精气出入的源泉，肾气充足则人的精力充沛，新陈代谢旺盛。

② 主治腹泻、哮喘等。

③ 能温通元阳、补益肾元。

◇大肠俞◇

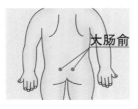

【位置】

在腰部，第4腰椎棘突下，后正中线旁开1.5寸。

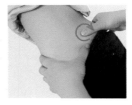

【操作】

揉法：以食、中指指端或拇指指腹交替揉两侧穴位各50～100次。

【主治及应用】

① 主治腹痛、腹胀、肠鸣、腹泻、便秘。

② 能通便、止痛。

◇七节骨◇

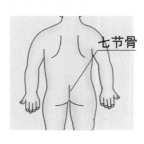

【位置】

命门至尾椎骨端（长强）所成的一直线。

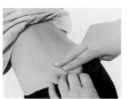

【操作】

推法：用食、中指腹自下向上直推100～300次，称推上七节骨；若自上向下直推100～300次，称推下七节骨。

【主治及应用】

① 主治泄泻、便秘、脱肛等。

② 推上七节骨能温阳止泻，多用于虚寒腹泻、久痢等症。

③ 推上七节骨，与按揉百会、揉关元合用，用于气虚下陷的脱肛、遗尿等。

④ 推下七节骨能泻热通便，用于肠热便秘、痢疾等。

◇龟尾◇

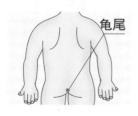

【位置】

尾椎骨端（相当于长强）。

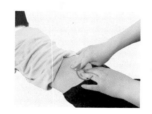

【操作】

揉法：用指腹揉100～200次。

【主治及应用】

① 主治泄泻、便秘、脱肛、遗尿等。

② 揉龟尾有通调督脉之气、调理大肠的功能。

③ 揉龟尾、揉脐，与推上七节骨合用，用于腹泻。"龟尾七节，摩腹揉脐"乃小儿腹泻之通法。

上肢部

◇三关◇

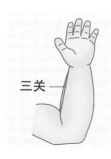

【位置】

前臂桡侧，阳池到曲池所成的一直线。

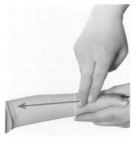

【操作】

推法：用拇指桡侧面或食、中指指面自腕推向肘，称推三关，或称推上三关，操作100～300次。屈小儿

拇指，自拇指桡侧推向肘，称大推三关，操作100～300次。

【主治及应用】

① 主治气血虚弱、病后体弱、阳虚肢冷、腹痛、腹泻、疹出不透及感冒风寒等一切虚寒病症。

② 推三关性温热，能益气行血、温阳散寒、发汗解表，主治一切虚寒病症，可与补脾经、补肾经、揉丹田、摩腹、捏脊等合用。

③ 对感冒风寒、怕冷无汗或疹出不透等，可与清肺经、掐揉二扇门等合用。

◇天河水◇

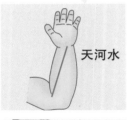

天河水

推法

【位置】

在前臂正中，总筋到洪池（曲泽）所成的一直线。

【操作】

① 推法：用食、中二指指面自腕推向肘，称推天河水，或称清天河水，操作100～300次。

② 打法：用食、中二指沾水自总筋处一起一落弹打如弹琴状，直至洪池，同时一面用口吹气随之，称打马过天河，操作100～300次。

【主治及应用】

① 清天河水性微凉、较平和，能清热解表、泻火除烦，可用于一切热证。对于感冒发热、头痛、恶风、汗微出、咽痛等外感热证，可与清肺经、推攒竹、推坎宫、揉太阳等合用；对于内热，可与清心经、清肝经、揉涌泉等合用。

② 打马过天河清热之力大于清天河水，多用于实热、高热等证。

◇六腑◇

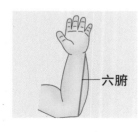

六腑

【位置】

前臂尺侧，阴池至肘肘所成的一直线。

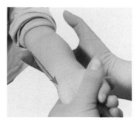

【操作】

推法：用拇指或食、中指指面自肘肘推向腕部，称推（退）六腑，或退下六腑，操作100～300次。

【主治及应用】

① 主治一切实热病证。退六腑性寒凉，能清热、凉血、解毒，温病邪入营血、脏腑郁热积滞、壮热烦渴、腮腺炎及肿毒等实热证均可应用。可与清肺经、清心经、清肝经、推脊等合用。

② 退六腑与推三关为大凉大热之法，可单用，亦可合用。若小儿气虚体弱，畏寒怕冷，可单用推三关；如高热烦渴，可单用退六腑。而两穴合用能平衡阴阳，防止大凉大热，伤其正气。如寒热夹杂，以热为主，则可以退六腑与推三关之比为3：1；若以寒为重，则可以推三关与退六腑之比为3：1。

◇内关◇

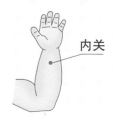

【位置】

在小臂掌侧，腕横纹直上2寸，掌长肌腱与桡侧腕屈肌腱之间。

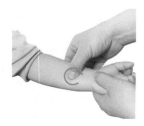

【操作】

揉法：用指端揉100～300次。

【主治及应用】

① 内关是心包经的络穴，是治疗心脏疾病的核心用穴，几乎所有与心脏异常有关的症状均可使用，如风湿性心脏病、冠心病、心绞痛、心律失常等，尤其对预防心肌梗死发作具有最突出的效果。

② 还可治疗呕吐、胃痛、呃逆、中风、哮喘等。也是治晕车、晕船最常用的穴位。

◇内劳宫◇

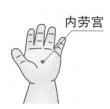

【位置】

在手掌心，第2、第3掌骨之间偏于第3掌骨，握拳屈指时中指尖处。

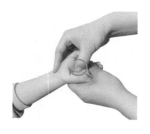

【操作】

揉法：以指揉100～300次。

【主治及应用】

① 主治发热、烦渴、口疮、齿龈糜烂、虚烦内热等。

② 揉内劳宫能清热除烦，用于心经有热而致的口舌生疮、发热、烦渴等症。可与清心经、清天河水等合用。

③ 运内劳宫、运掌小横纹、揉小天心，是运内劳宫的复合手法，能清虚热，对心肾两经有热最宜。

◇内八卦◇

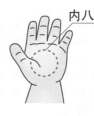

【位置】

在手掌面，以掌心为圆心，圆心至中指根距离2/3为半径之圆周即为内八卦。

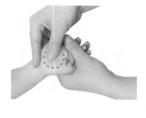

【操作】

运法：用拇指或食指、中指作顺时针方向掐运，操作100～300次。

【主治及应用】

① 主治咳嗽痰喘、胸闷纳呆、腹胀呕吐等。

② 运内八卦能宽胸利膈、理气化痰、行滞消食，可与推脾经、推肺经、揉中脘、按揉足三里等合用。

③ 多用于乳食内伤、腹胀纳呆等症。

◇板门◇

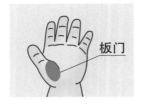

【位置】

手掌拇指本节后，鱼际肉处。

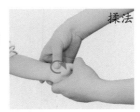

揉法

【操作】

① 揉法：用指揉100～300次。

② 推法：自板门推向腕横纹，或从腕横纹推向板门，操作100～300次。

【主治及应用】

① 揉板门能健脾和胃，可与补脾经、揉中脘、揉脾俞等合用。

② 板门推向腕横纹能止泻，腕横纹推向板门能止呕吐。

③ 主治食积、腹胀、食欲缺乏、呕吐、腹泻、气喘、嗳气等。

◇大肠（指三关）◇

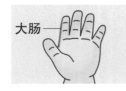

【位置】

食指桡侧缘，自食指尖至虎口所成的一直线。

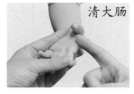

清大肠

【操作】

推法：由食指尖直推向虎口为补，称补大肠，操作100～300次。由虎口推向食指尖为清，称清大肠，操作100～300次。补大肠和清大肠统称为推大肠。

【主治及应用】

① 补大肠能涩肠固脱、温中止泻，可与揉丹田、揉外劳宫、推三关等合用。

② 清大肠能清利肠腑，除湿热，导积滞，可与退六腑、摩腹等合用。

③ 多用于湿热、积食滞留肠道，身热腹痛，痢下赤白，大便秘结等症。主要用于治疗腹泻、脱肛、痢疾、便秘。

◇四横纹◇

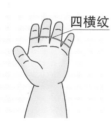

【位置】

在手掌面，食指、中指、无名指、小指第 1 指间关节横纹处。

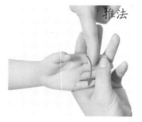

【操作】

① 推法：将小儿四指并拢从食指横纹推向小指横纹，推 100 ～ 300 次。

② 掐法：操作者用拇指分别掐食指、中指、无名指、小指近节指间横纹，称掐四横纹，掐 5 次。

【主治及应用】

① 四横纹推之能调中行气、和气血、消胀满，掐之能退热除烦、散瘀结。

② 推四横纹多用于治疗消化不良、疳积，可与补脾经、揉中脘等合用；掐四横纹也有同样效果。

◇胃经◇

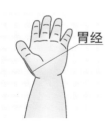

【位置】

大鱼际桡侧缘赤白肉际由掌根至拇指根成一直线。

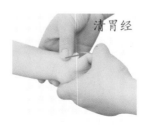

【操作】

推法：向拇指根方向直推为清，称清胃经，操作 100 ～ 500 次。向掌根方向直推为补，称补胃经，操作 100 ～ 500 次。补胃经和清胃经统称推胃经。

【主治及应用】

① 主治呕呃嗳气、烦渴善饥、食欲缺乏、吐血、衄血等。

② 清胃经能清中焦湿热、和胃降逆、泻胃火、除烦止渴，多与清脾经、推天柱骨、腕横纹推向板门等合用。

③ 若胃肠实热、脘腹胀满、发热烦渴、便秘纳呆，多与清大肠、退六腑、揉天枢、推下七节骨等合用。

④ 补胃经能健脾和胃、助运化，临床上常与补脾经、揉中脘、摩腹、按揉足三里等合用，治疗脾胃虚弱、消化不良、纳呆腹胀等症。

◇脾经◇

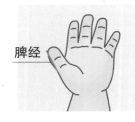

脾经

【位置】

在拇指桡侧缘赤白肉际处。

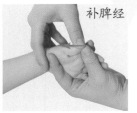

补脾经

【操作】

推法：将小儿拇指屈曲，循拇指桡侧缘由指尖向指根方向直推为补，称补脾经，操作100～500次。小儿拇指伸直，由指根向指尖方向直推为清，称清脾经，操作100～500次。往返推为平补平泻，称清补脾经。补脾经、清脾经、清补脾经统称为推脾经。

【主治及应用】

① 具有健脾胃、补气血、清热利湿、化痰止呕、透疹的功效。主要用于治疗消化不良、泄泻、呕吐、疳积、黄疸、瘾疹、痢疾、厌食。

② 补脾经能健脾胃、补气血，对食欲缺乏、消化不良，可与揉中脘、揉脾俞、按揉足三里等合用。

③ 清脾经能清热利湿，可与清天河水、清大肠等合用。

④ 儿童脾胃薄弱不宜攻伐太甚，在一般情况下，脾经多用补法；体壮邪实者方能用清法，或清后加补。

◇肝经◇

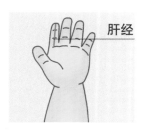

肝经

【位置】

在食指掌面，自指尖至指根成一直线。

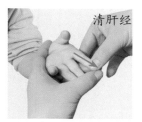

清肝经

【操作】

推法：将小儿食指伸直，由指根向指尖方向直推为清，称清肝经，操作100～500次。由指尖向指根方向直推为补，称补肝经，操作100～500次。清肝经、补肝经统称为推肝经。

【主治及应用】

① 主治烦躁不安、惊风、五心烦热、目赤、口苦咽干等。

② 清肝经能平肝泻火、息风镇惊、解郁除烦，可与清天河水、推涌泉等合用。

③ 肝经宜清而不宜补，若肝虚应补，则需补后加清，或以补肾经代之，称为滋肾养肝法。

◇心经◇

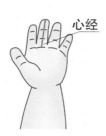

【位置】

在中指掌面，自指尖至指根成一直线。

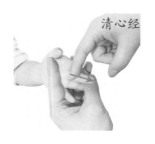

【操作】

推法：将小儿中指固定，由指根向指尖方向直推为清，称清心经，操作 100 ～ 500 次。

由指尖向指根方向直推为补，称补心经，操作 100 ～ 500 次。清心经、补心经统称为推心经。

【主治及应用】

① 主治高热神昏、五心烦热、口舌生疮、小便赤涩、心血不足、惊惕不安等。

② 清心经能清热退心火，可与清天河水、清小肠等合用。

③ 心经宜清不宜补，对气血不足而见心烦不安、睡卧露睛等症，需用补法时，可补后加清，或以补脾经代之。

◇肺经◇

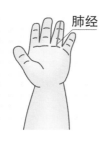

【位置】

在无名指掌面，自指尖至指根成一直线。

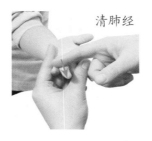

【操作】

推法：由指根向指尖方向直推为清，称清肺经，操作 100 ～ 500 次。

由指尖向指根方向直推为补，称补肺经，操作 100 ～ 500 次。清肺经、补肺经统称推肺经。

【主治及应用】

① 主治感冒、发热、咳嗽、胸闷、气喘、虚汗、脱肛等。

② 清肺经能宣肺清热、疏风解表、化痰止咳，可与推膻中、揉风门等合用。

③ 补肺经能补益肺气，可与揉肺俞等合用。

◇肾经◇

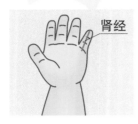

【位置】

在小指掌面，自指尖至指根成一直线。

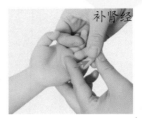

补肾经

【操作】

推法：由指根向指尖方向直推为补，称补肾经，操作100～500次。由指尖向指根方向直推为清，称清肾经，操作100～500次。补肾经、清肾经统称推肾经。

【主治及应用】

① 主治先天不足、久病体虚、虚喘、肾虚腹泻、遗尿、小便淋沥刺痛等。

② 补肾经能补肾益髓、温养下元，可与揉肾俞、揉丹田等合用。

③ 清肾经能清利下焦湿热，可以清小肠代之。

◇肾顶◇

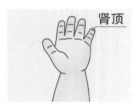

【位置】

在小指顶端。

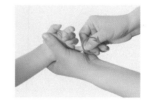

【操作】

揉法：用指端揉100～500次。

【主治及应用】

① 能固表止汗，收敛元气。

② 主治盗汗、自汗、小儿囟门应合不合。

◇小肠◇

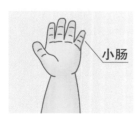

【位置】

小指尺侧边缘，自指尖到指根所成的一直线。

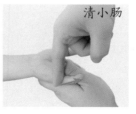

清小肠

【操作】

推法：由指根向指尖方向直推为清，称清小肠，操作100～300次。由指尖向指根方向直推为补，称补小肠，操作100～300次。清小肠、补小肠统称为推小肠。

【主治及应用】

① 清小肠能清利下焦湿热、泌别清浊，多用于小便短赤不利、尿闭、水泻等症，可与清天河水合用。

② 补小肠可用于遗尿、多尿，常与揉丹田、揉肾俞等合用。

③ 心经热证❶，常配合清天河水，加强清热利尿的作用。

◇外劳宫◇

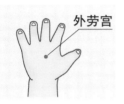

【位置】

在手背，第2、第3掌骨之间，掌指关节后约0.5寸处。

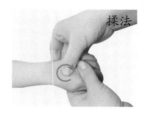

【操作】

① 揉法：用指腹揉100～300次。

② 掐法：用指端掐3～5次。

【主治及应用】

① 主治风寒感冒、腹痛腹泻、脱肛、遗尿等。

② 外劳宫性温，为温阳散寒、升阳举陷佳穴，兼能发汗解表。

③ 可与补脾经、补肾经、推三关、揉丹田等合用治疗脱肛、遗尿等症。

◇二扇门◇

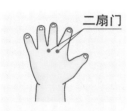

【位置】

掌背部，中指掌指关节两侧凹陷处。

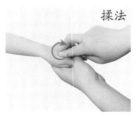

【操作】

① 揉法：用食、中二指揉100～300次。

② 掐法：双手拇指指端掐3～5次。

【主治及应用】

① 揉、掐二扇门能发汗透表、退热平喘，是发汗要法。若遇患儿高热无汗，揉、掐1～2分钟，即可见汗出。

② 对平素体虚易外感的患儿可先固表（用补脾经、补肾经等）而后再用揉、掐二扇门使之发汗。

---

❶心经热证：热邪移于小肠的小便短赤症。

◇二人上马（上马、二马）◇

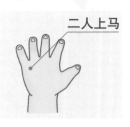

二人上马

【位置】

　　掌背部，无名指与小指掌骨之间的凹陷中。

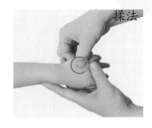

揉法

【操作】

　　① 揉法：用拇指指腹揉 100 ～ 500 次。

　　② 掐法：用拇指指端掐 3 ～ 5 次。

【主治及应用】

　　① 主治虚热喘咳、小便赤涩淋沥。

　　② 揉二人上马为滋阴补肾的要法，可与揉肺俞、补肾经等合用。

　　③ 对肺部感染有干啰音久不消失者配推小横纹（位于掌侧，食、中、环、小指掌指关节横纹处，由拇指侧直推至小指侧）。

下肢部

◇足三里◇

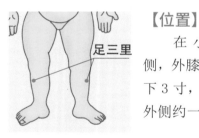

足三里

【位置】

　　在小腿前外侧，外膝眼（犊鼻）下 3 寸，胫骨前缘外侧约一横指处。

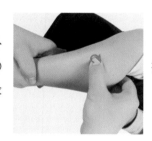

【操作】

　　按揉法：以指端作按揉，操作 50 ～ 100 次。

【主治及应用】

　　① 主治腹胀、腹痛、泄泻、呕吐及下肢痿痹等病症。

　　② 本穴为足阳明胃经合穴，能健脾和胃、调中理气、导滞通络，是治疗消化系统疾病的主穴。具有健脾消食、强身壮体的功效。

　　③ 腹胀、腹痛，可与摩腹、揉脾俞合用。

　　④ 呕吐，可与推天柱骨、分推腹阴阳合用。

　　⑤ 脾虚腹泻，可与推上七节骨、补大肠合用。

　　⑥ 与捏脊、摩腹合用，可作为儿童保健常规手法。

◇涌泉◇

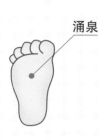

涌泉

【位置】

在足底，第2、第3趾趾缝纹头端与足跟连线的前1/3处，即卷足时，足心前1/3的凹陷中。

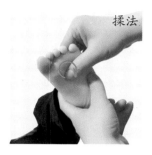

揉法

【操作】

① 推法：以拇指从涌泉向足趾方向直推，操作100～400次。

② 揉法：以指端揉30～50次。

【主治及应用】

① 主治发热、五心烦热、呕吐、腹泻。

② 推涌泉能引火归原、退虚热，主要用于五心烦热、烦躁不安等症，可与揉二人上马、运内劳宫等合用。

③ 退实热，可与推脊、退六腑、清天河水等合用。

④ 揉涌泉能治吐泻，左揉止吐，右揉止泻。

其他

◇阿是穴◇

【位置】

多位于病变附近，也可在与其距离较远的部位，即"有痛便是它"。

【操作】

揉法：用指端揉100～500次。

【主治及应用】

是治病的最佳刺激点，同时也是疾病反应点，在临床上被广泛应用于诊断和治疗。

各部位正确操作法

总原则：一般是按照从上而下、自前而后的顺序进行操作，即先头面部→胸腹部→上肢→下肢→腰背部。具体操作如下。

特别说明　根据小儿具体情况而定，先重点，后一般。或先主穴，后配穴。以灵活掌握为度。另外，按摩小儿手部穴位，不论男女，均按其左手。除急救外，强刺激手法一般放在最后操作。

头面部顺序：从中间向两侧

上部操作关键

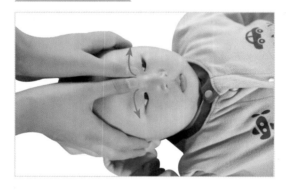

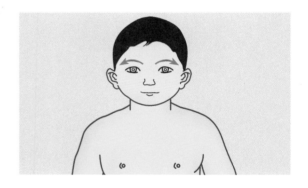

以额头为中心，轻柔向外推。

下部操作关键

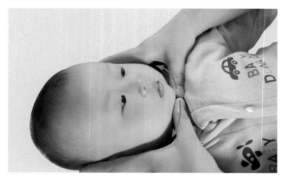

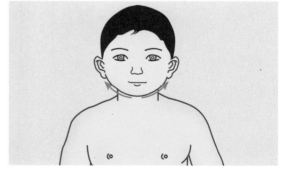

以下巴处为中心，沿着脸的轮廓往外推压，至耳垂处停止。

胸腹部顺序：左右交替

操作关键

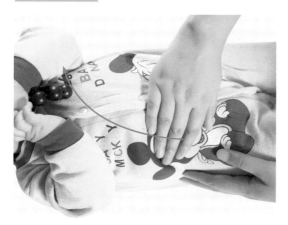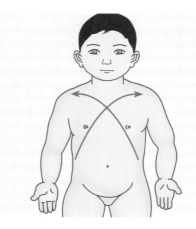

从肋缘起，先是右手向上滑向小儿左肩，再换左手上滑到小儿右肩。

上肢顺序：自上而下

操作关键

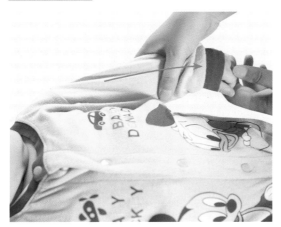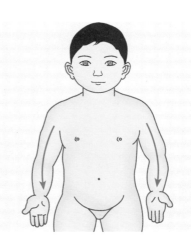

从小儿上臂到手腕。

下肢顺序：自上而下

腿部操作关键

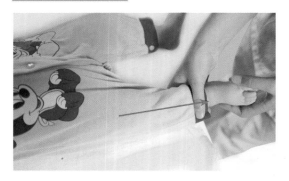

从大腿处一直捏压至脚踝。

足部操作关键

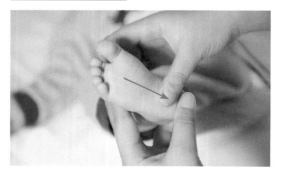
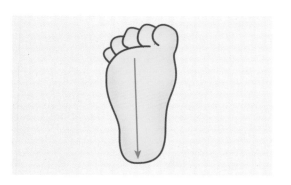

从脚尖抚摸到脚跟。

腰背部顺序：从中间向两侧，自下而上

操作关键

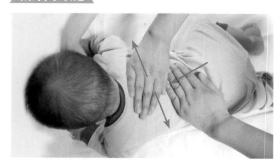
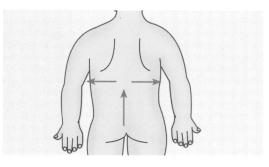

由中央向两侧轻轻抚摸。捏脊时从尾椎向上进行。

中医捏脊法

捏脊是常用的中医小儿按摩法，总的方法是大人两手沿脊柱两旁，由下而上连续地夹提肌肤，边捏边向前推进，自尾骶部开始，一直捏到枕项部为止。常见的手法有以下两种。

手法一：拇指在后，另三指在前

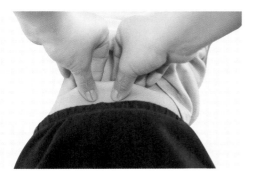 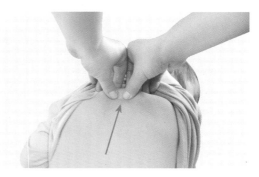

捏脊时，拇指在后，食指、中指、无名指三指在前，两手的拇指指腹与另三指的指腹对应用力，捏住小儿脊柱两侧肌肉，三指向后捻动，拇指向前推动，每捏一次，向上推移一点。可从尾骶骨处开始，和缓地向上推移，至枕项部为止。

手法二：拇指在前，食指在后

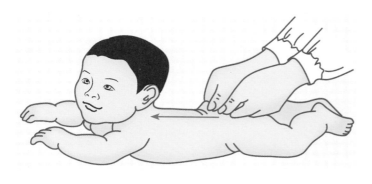

手握空拳，拇指指腹与屈曲的食指桡侧部相对，夹持肌肤，拇指在前，食指在后，拇指向后捻动，食指向前推动，每捏一次，向上推移一点。从尾骶骨处开始，逐渐向枕项部推移。

【要领】

无论采用哪种手法，一定要注意以下要领：

① 应沿直线捏，不要歪斜、扭捏。捏拿肌肤松紧要适宜。

② 应避免肌肤从手指间滑脱。

③ 每向前捏捻三下，用力向上提一下，至大椎为止，然后以食指、中指、无名指指端沿着脊柱两侧向下梳抹；每提捻一遍随后梳抹一遍。

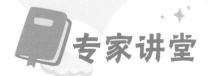

专家讲堂

大人最关心的抚触 + 捏脊 + 其他按摩问答

问 小儿多大能开始抚触和捏脊及其他按摩？

答 在出生后脐带干燥了就可以开始进行抚触，可以持续到 1 岁。捏脊、其他按摩一般从 1 个月之后就可以进行了，可以一直持续到孩子 6 岁，特别适合 3 岁以下的婴幼儿。

问 小儿生病了，还能操作吗？

答 如果小儿生病了，还是可以做抚触和儿童按摩的，越是生病的小儿，越是需要得到大人的爱护，但要根据其身体情况进行操作。哪怕只是简单地握住他们的手，都对小儿的身心有着极大的安抚作用。

问 给小儿进行抚触、捏脊，一定要用宝宝油吗？

答 抚触油或者按摩油，不仅温和滑润而且有利于保护小儿肌肤。但并不局限于只用这一介质（详见本章"灵活选用辅助介质"）。对症使用不同的介质，对帮助小儿恢复健康很有帮助。

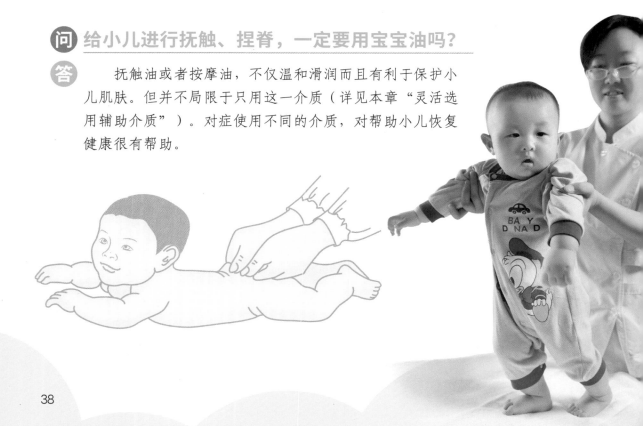

小儿睡觉不踏实，抚触有用吗？

 　　当小儿哭闹不安，不愿入睡时，大人一般会采取摇晃的方式。但你是否发现，当停止摇晃时，处于昏昏欲睡中的小儿会醒来，甚至哭闹的情况有增加的趋势。一项研究显示：如果在小儿睡前对他们进行抚触，小儿就较容易安然入睡，哭闹较少。抚触的方法详见第二章"3分钟综合抚触＋捏脊操"。

 爸妈在给小儿抚触、捏脊时有哪些注意事项？

 　　① 小儿的健康牵动着爸妈的心。父母们在使用本书时，可以先学习第二章的内容，了解小儿抚触与捏脊的基本手法，再学习第三章的儿童祛病按摩方法。

　　② 需要提醒的是，无论是抚触还是捏脊，都要让小儿先充分地休息，不可以在太饱或者太饿的情况下进行，最好在小儿餐后的一小时后进行。

　　③ 刚开始进行时，动作要轻柔，然后再慢慢地加一些力度，让小儿有个适应的过程。具体的手法要求详见第二章"3分钟综合抚触＋捏脊操"。

　　④ 大人可以根据小儿的实际情况进行抚触或捏脊，不一定要全部做完。

　　⑤ 操作时，一定要注意小儿的情绪，不要勉强小儿。

　　⑥ 要格外注意的是，如果小儿有湿疹或其他皮肤问题，一定要遵医嘱，尽量减少对皮肤的刺激。

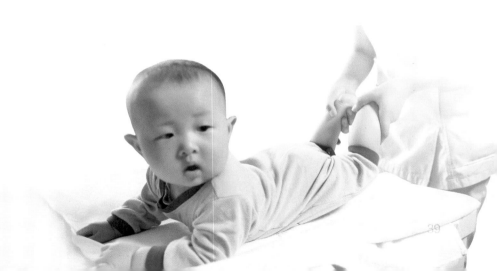

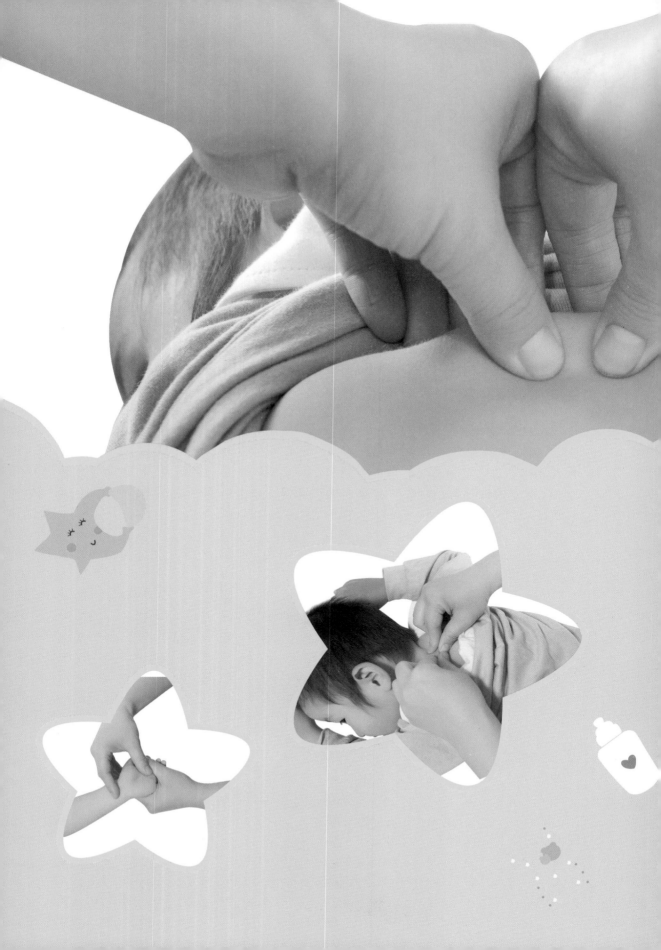

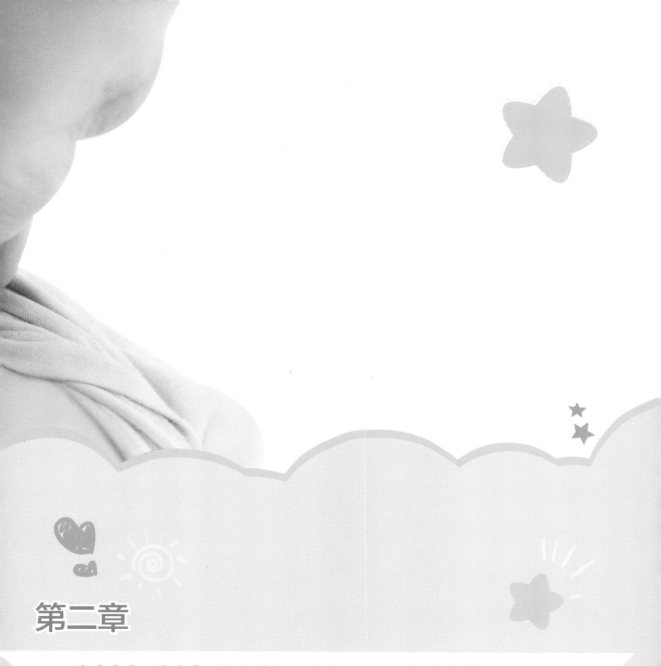

第二章

3 分钟抚触与捏脊，给小儿最需要的护理

　　小儿抚触与捏脊，应以保健为中心，这也是所谓的"治未病"。抚触与捏脊，操作手法简单，效果好，且无副作用，是小儿日常保健的好方法。

3 分钟综合抚触 + 捏脊操

作用

☑促进小儿生长发育，使小儿更聪敏。

☑刺激小儿免疫系统的完善，提高抗病能力，使小儿更健康。

☑促进食物消化吸收，增加肠蠕动，增加体重。

☑促进小儿睡眠节律的建立，舒缓情绪，减少哭闹。

☑促进感情交流，通过皮肤感受，传递爱意。

准备

1 小儿饭后1小时，睡醒觉，精神好，排空大小便。

2 房间要温暖，不要有对流风，室内温度保持在 24 ～ 27℃。

3 播放一首固定音乐，有助于小儿情绪放松。

4 大人洗净双手，剪好指甲，去除首饰，双手保持温暖。

注意

① 可以根据需要，把小儿包起来。先操作头面部，然后操作胸腹部、上肢、下肢、背部。操作时要盖住不做的部位，操作哪个部位露哪个部位，操作完立即盖上，以免小儿感冒。

② 小儿哭闹时不可强行操作。

③ 可以使用抚触油，注意把油滴在手中搓匀，不可滴在小儿身上。

步骤

◇头面部◇

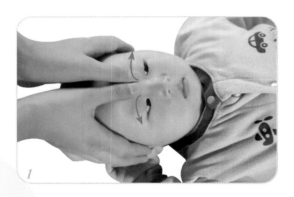

用双手拇指从小儿前额中心处往外推压，滑向两侧太阳穴，滑出微笑状，不能挡着小儿眼睛。

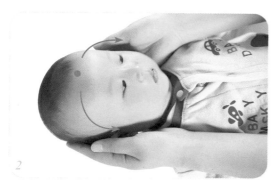

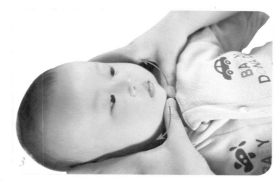

两手从小儿前额发际按摩到耳后（要避开前囟），滑到耳垂下面，在耳垂后面停一停。

用双手拇指往外推压小儿下巴，滑出微笑状。

◇胸腹部◇

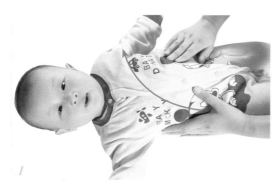

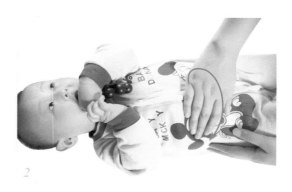

两手分别从小儿肋缘的下缘滑向对侧的肩部，避开乳头。

顺时针方向，右手从小儿左下腹按摩到右下腹。

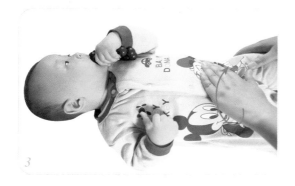

左手从小儿的右下腹按摩到左下腹。

注 意

在脐带未脱落前，不要按摩该区域。

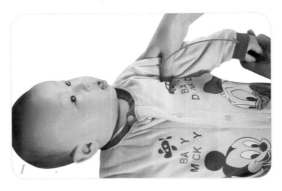

用一只手捏住小儿的胳膊，从上臂到手腕轻轻挤捏。

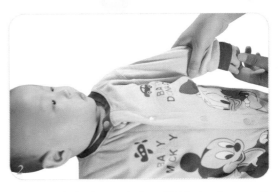

用手指按摩小儿手腕，搓滚小手，双手夹住小儿手臂上下搓滚。

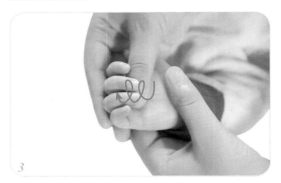

用两拇指在小儿手掌内按摩，如搓麦穗状。

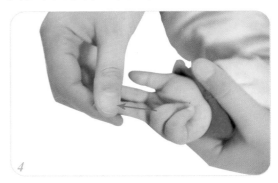

用拇指、食指和中指捏住小儿的手指，从指根滑向指尖，每个手指顺一遍。

◇下肢◇

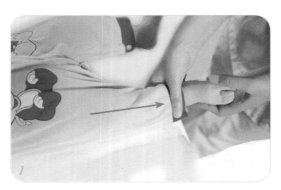

两手从小儿大腿根往下捏到脚踝，捏 3 遍。

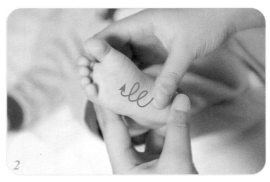

然后从脚后跟按摩到前脚掌，如搓麦穗状，手不要离开脚底，滑动。

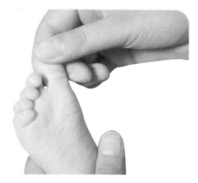

3

最后每个脚趾轻轻捏一下。

◇背部◇

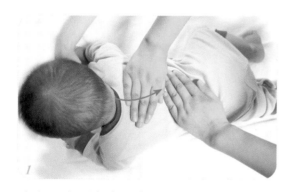

1

让小儿肩不离床翻身俯卧，头偏向一侧，两臂向上，将双手平放于小儿背部，从项部向下按摩。

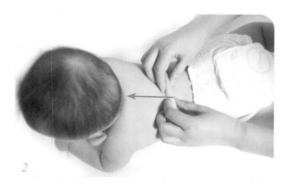

2

两手从脊柱中心从下往上捏脊3遍。

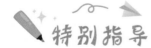 特别指导

编者总结出一套顺口溜，供父母们在实际操作中配合使用。

头面部：宝宝眉毛弯弯，宝宝眼睛大大，宝宝头儿圆圆。

胸腹部：宝宝、宝宝我爱你。

上肢：宝宝强，宝宝壮，宝宝的身体你最棒。捏捏小胖手，松松小手背。

下肢：大牛不吃草，二牛不吃料，三牛不拉车，四牛不上套，还有一个小五牛，你要不要。

背部：一下、两下真舒服。

0～6个月综合被动操

作用

☑ 促进小儿体格、神经系统发育。

☑ 可以促进小儿血液循环，增强呼吸功能，促进新陈代谢。

☑ 使小儿排便畅通、食欲增强、情绪愉快。

准备

1 小儿饭后1小时，睡醒觉，精神好，排空大小便。

2 房间要温暖，不要有对流风，室内温度保持在24～27℃。

3 播放一首固定音乐，有助于小儿情绪放松。

4 大人洗净双手，剪好指甲，去除首饰，双手保持温暖。

注意

① 根据月龄和体质，循序渐进，每天可做1～2次。

② 在睡醒或洗完澡时，小儿心情愉快的状态下进行。

③ 操作时少穿些衣服，所着衣服要宽松、质地柔软，使小儿全身肌肉放松。

④ 操作时动作要轻柔而有节律，可配上音乐。

步骤

◇扩胸运动◇

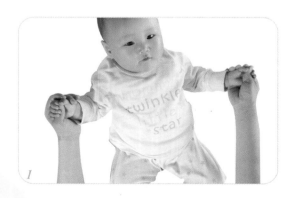

小儿仰卧，大人分别用掌心握住小儿的手背，把拇指放在小儿手掌内，让小儿握拳；两手左右分开，向外伸展，掌心向上。

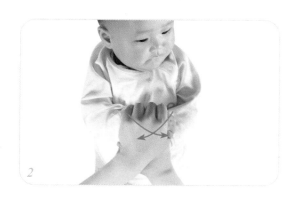

大人将小儿两手放于胸前交叉，再分开。重复2个八拍。

◇屈肘运动◇

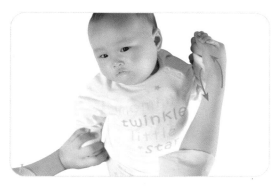

大人握着小儿的手，向上弯曲小儿左臂肘关节；再将手还原至体侧。

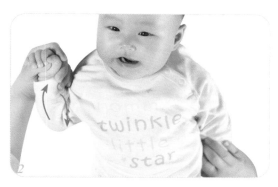

再向上弯曲小儿右臂肘关节；还原。重复2个八拍。

◇肩关节运动◇

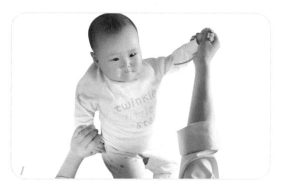

大人握住小儿左手，由内向外做旋转肩关节动作。重复四拍。

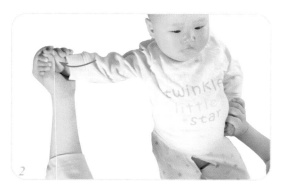

握住小儿右手，做同样的动作。重复四拍。

◇上肢运动◇

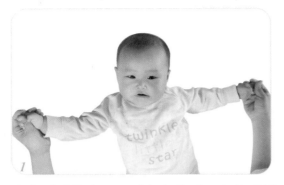

1

大人两手将小儿双手左右分开，向外平展。

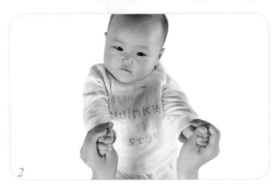

2

大人两手将小儿双手向前平举，两掌心相对，距离与肩同宽。

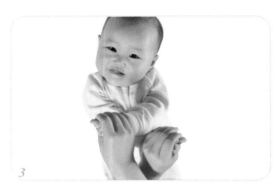

3

大人两手在小儿胸前交叉。

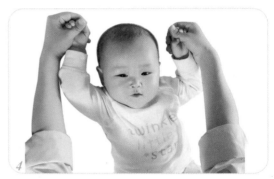

4

大人两手向上，带动小儿双手举过头，掌心向上，动作轻柔；还原。重复2个八拍。

◇踝关节运动◇

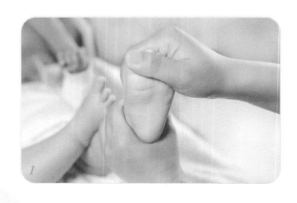

1

小儿仰卧，大人左手握住小儿的左踝部，右手握住小儿左足前掌；将小儿足尖向上，屈曲踝关节；再足尖向下，伸展踝关节。

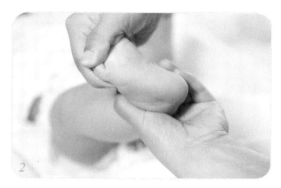

换右足做相同动作。重复2个八拍。

◇下肢伸屈运动◇

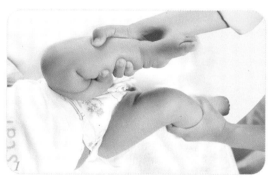

小儿仰卧，两腿伸直，大人双手握住小儿两小腿，交替伸展膝关节，做踏车样动作。

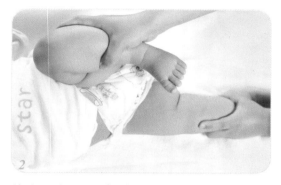

将小儿左腿屈缩到腹部，伸直。

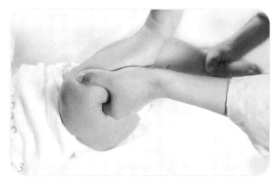

将小儿右腿屈缩到腹部，伸直。重复2个八拍。

◇举腿运动◇

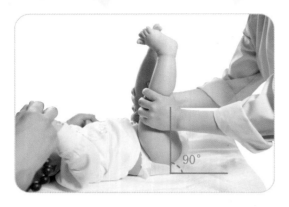

小儿仰卧，大人双手握住小儿两膝关节，将其双下肢伸直上举90°；还原。重复2个八拍。

◇翻身运动◇

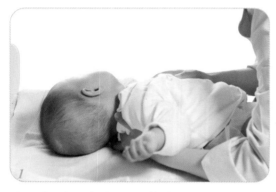

小儿仰卧，大人一手扶小儿胸腹部，一手垫于小儿背部。

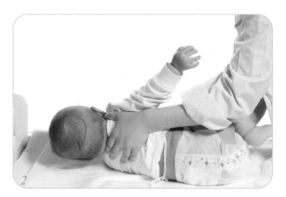

帮助小儿从仰卧转体为左侧卧。

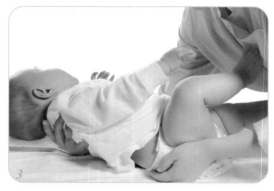

再从左侧卧转体到仰卧。

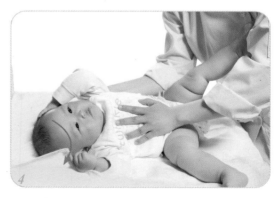

从仰卧再转体到右侧卧。重复2个八拍。

7～12个月综合主动操

作用

☑可活动全身的肌肉、关节和骨骼，如上下肢、腹肌、腰肌以及脊柱等。

☑为爬行、站立和行走等运动打下基础。

准备

1 小儿饭后1小时，睡醒觉，精神好，排空大小便。

2 房间要温暖，不要有对流风，室内温度保持在24～27℃。

3 播放一首固定音乐，有助于小儿情绪放松。

4 大人洗净双手，剪好指甲，去除首饰，双手保持温暖。

 注意 注意事项同"0～6个月综合被动操"。

步骤

◇起坐运动◇

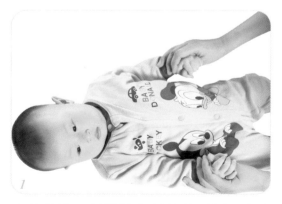

小儿仰卧，两臂放在躯体的两侧，大人握住小儿手腕，拇指放在小儿手心里，让小儿握拳。

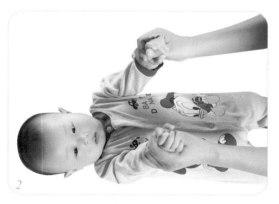

把小儿双臂拉向胸前，两手距与肩同宽。

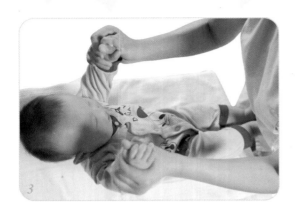

大人握住小儿的手腕，慢慢拉引小儿向上、向前，但不要过于用力，让小儿自己使劲坐起来。再还原成仰卧姿势。重复3次。

◇起立运动◇

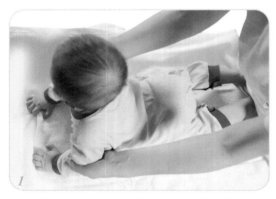

小儿俯卧，双手支撑在胸前，大人双手握住小儿肘部。

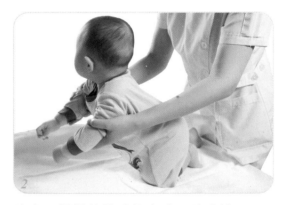

让小儿慢慢从俯卧位变成双膝跪地。

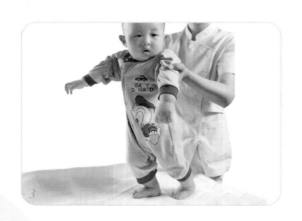

扶小儿站起。再双膝跪地，还原至俯卧姿势。重复3次。

◇提腿运动◇

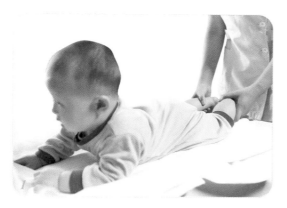

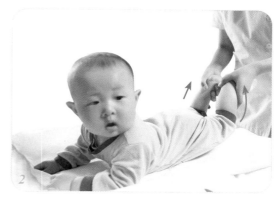

小儿俯卧，两肘支撑身体，两手向前平放。大人握住小儿的两小腿。

大人轻轻向上抬起小儿双腿，只抬高小儿的下肢，胸部不得离开床面。再还原至俯卧姿势。重复3次。

◇弯腰运动◇

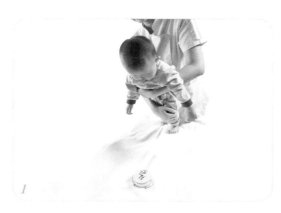

让小儿背向大人站在前面，大人一手扶住小儿双膝，另一手扶住小儿腹部，在小儿前方放一个玩具。

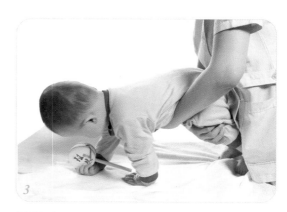

让小儿弯腰前倾。

慢慢让小儿拾取玩具。

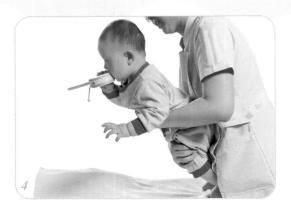

拾取玩具后，让小儿还原成站立状态。

◇托腰运动◇

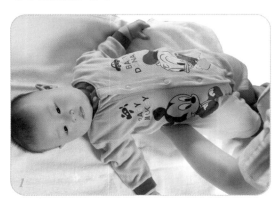

小儿仰卧，大人一只手托住小儿腰部，另一只手按住小儿踝部。

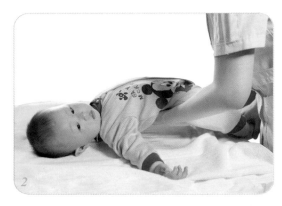

托起小儿腰部，使小儿腹部挺起，成桥形，并鼓励小儿自己用力。放下小儿腰部，还原。重复3次。

◇游泳运动◇

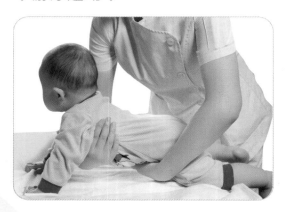

小儿俯卧，大人双手托住小儿胸腹部。

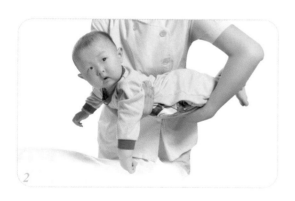

大人将小儿悬空，向前、向后做来回摇摆动作，同时鼓励小儿活动四肢，像游泳一样。

◇跳跃运动◇

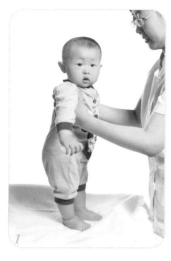

让小儿站在大人面前，大人双手扶住小儿腋下。

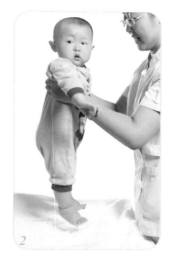

大人稍用力，将小儿托起离开床面，让小儿足尖着地，在床上做跳跃动作。

◇扶走运动◇

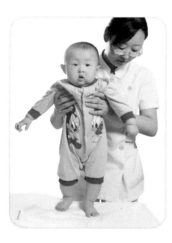

小儿站立，大人站在小儿背后，扶住小儿腋下。

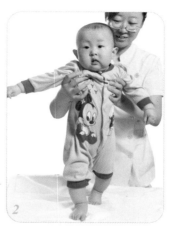

扶着小儿，让他向前迈步走。

健脾增食欲

作用

☑ 通过对促进脾胃功能的穴位进行按摩，调理脾胃。

☑ 增强小儿食欲，促进消化、吸收，从而提高小儿身体素质，增强抵抗力。

准备

大人应当在手上涂上小儿专用的润肤露或者润肤油。

① 循序渐进，每天可做 1 ~ 2 次。

② 在小儿心情愉快的状态下进行。

③ 小儿哭闹时不可强行做。

操作

◇推三关◇

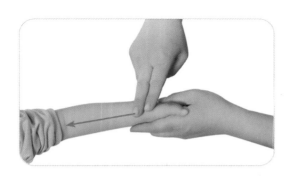

大人用食指、中指指面，沿小儿三关从腕推向肘，重复约 2 分钟（200 次）。

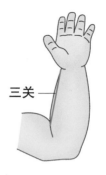

三关： 前臂桡侧，阳池到曲池所成的一直线。

◇补脾经◇

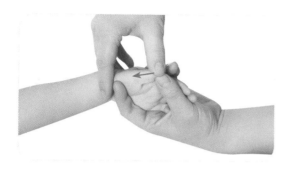

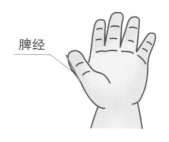

大人用拇指给小儿补脾经约2分钟（200次）。

脾经： 在拇指桡侧缘赤白肉际处。

◇运内八卦◇

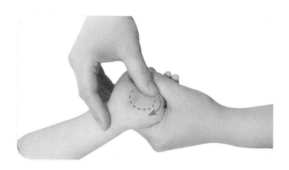

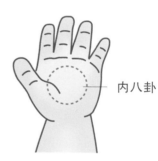

大人用拇指在小儿手掌面运内八卦，顺时针方向圆圈推动约1分钟（100次）。

内八卦： 在手掌面，以掌心为圆心，圆心至中指根距离2/3为半径之圆周即为内八卦。

◇推四横纹◇

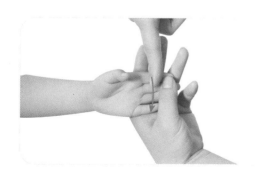

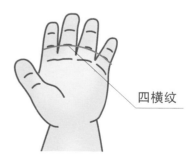

大人用食指推小儿四横纹3～5分钟。

四横纹： 在手掌面，食指、中指、无名指、小指第1指间关节横纹处。

◇揉腹◇

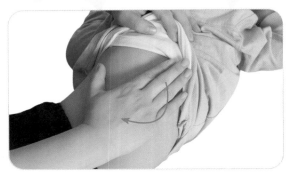

小儿仰卧，大人用掌在其脐部及周围揉 5 分钟，以小儿腹部有温热感为宜。

◇捏脊◇

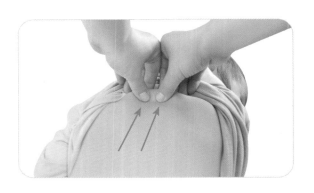

小儿俯卧，大人自下而上给小儿捏脊 3 ～ 5 次。

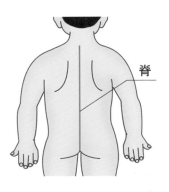

脊：脊背的正中线，从尾骨部起至第 7 颈椎。

◇揉脾俞、胃俞◇

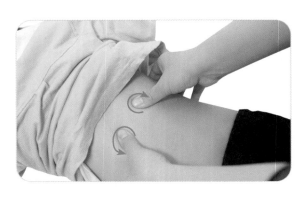

小儿俯卧，大人用双手拇指依次揉小儿脾俞、胃俞各 20 次。

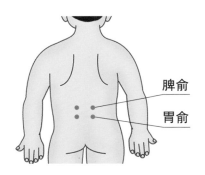

脾俞：在背部，第 11 胸椎棘突下，后正中线旁开 1.5 寸。

胃俞：在背部，第 12 胸椎棘突下，后正中线旁开 1.5 寸。

四季健康

作用

☑ 调节机体免疫力，增强抗病能力。

☑ 整体地、双向地调节内脏功能，从而防治多种疾病。

准备

大人应当在手上涂上小儿专用的润肤露或者润肤油。

① 循序渐进，每天可做 1 ~ 2 次。

② 在小儿心情愉快的状态下进行。

③ 小儿哭闹时不可强行做。

操作

◇按揉足三里◇

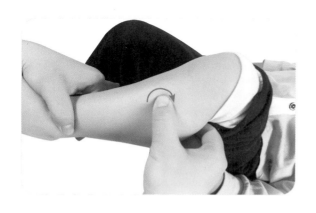

大人用拇指按揉小儿腿部足三里 3 分钟。

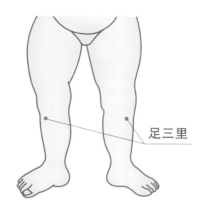

足三里

足三里： 在小腿前外侧，外膝眼（犊鼻）下 3 寸，胫骨前缘外侧约一横指处。

◇捏脊◇

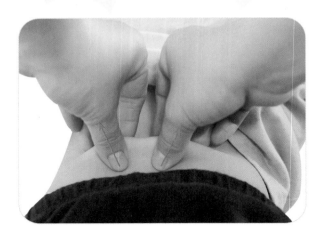

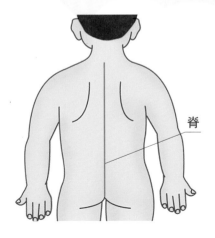

小儿俯卧,大人自下而上给小儿捏脊3～5次。

脊:脊背的正中线,从尾骨部起至第7颈椎。

增高壮体

作用

☑增强肾脏功能，滋补肾阴，补益肾阳。

☑强壮筋骨，促进小儿的生长、发育。

准备

大人应当在手上涂上小儿专用的润肤露或者润肤油。

注意

① 循序渐进，每天可做 1 ~ 2 次。

② 在小儿心情愉快的状态下进行。

③ 小儿哭闹时不可强行做。

操作

◇揉二人上马◇

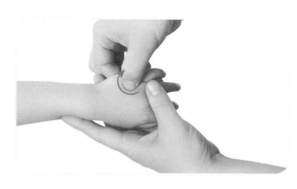

大人用拇指揉小儿二人上马约5分钟。

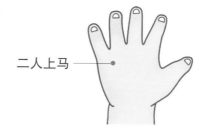

二人上马

二人上马：掌背部，无名指与小指掌骨之间的凹陷中。

◇揉肾顶◇

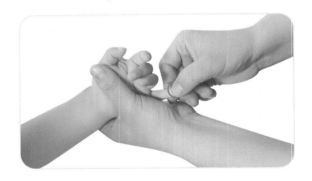

大人用拇指揉小儿肾顶5分钟。

肾顶：在小指顶端。

◇揉肾俞◇

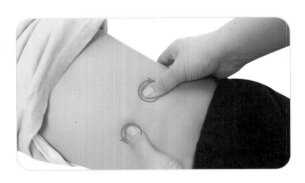

小儿俯卧，大人用拇指揉小儿肾俞5分钟。

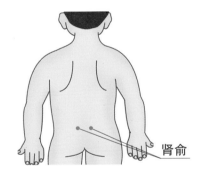

肾俞：在腰部，第2腰椎棘突下，后正中线旁开1.5寸。

调理肠胃

作用

☑通过腹部按揉增强肠道功能，治疗便秘、腹泻等肠道疾病。

☑通过补脾经、按揉足三里等，达到补脾助消化、养护脾胃的目的。

☑配合捏脊等一整套调理肠胃操起到通经活络、调和气血、调节脏腑功能及增强小儿抵抗力和免疫力的作用。

准备

大人应当在手上涂上小儿专用的润肤露或者润肤油。

① 循序渐进，每天可做 1 ~ 2 次。

② 在小儿心情愉快的状态下进行。

③ 小儿哭闹时不可强行做。

操作

◇补脾经◇

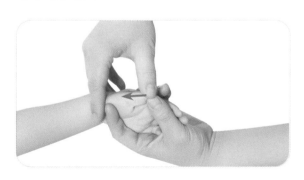

大人用拇指给小儿补脾经 5 分钟。

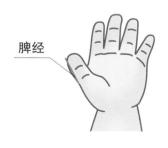

脾经

脾经：在拇指桡侧缘赤白肉际处。

◇摩腹◇

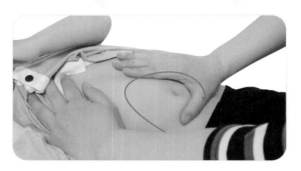

小儿仰卧，大人用手掌按顺时针方向，揉摩小儿整个腹部 5 分钟。

◇横擦腰部◇

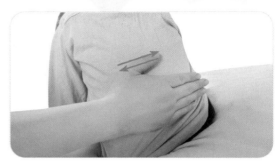

大人用手掌快速横擦小儿腰部 100 次。

◇捏脊◇

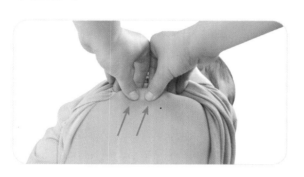

小儿俯卧，大人自下而上给小儿捏脊 3～5 次。

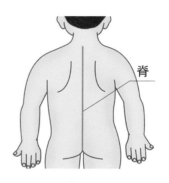

脊： 脊背的正中线，从尾骨部起至第 7 颈椎。

◇按揉足三里◇

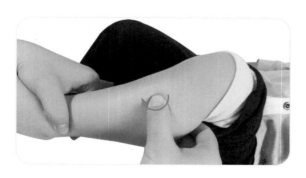

大人用拇指按揉小儿腿部足三里 3 分钟。

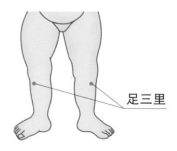

足三里： 在小腿前外侧，外膝眼（犊鼻）下 3 寸，胫骨前缘外侧约一横指处。

预防近视

作用

☑ 疏通经络，调和气血。

☑ 调节眼部肌肉痉挛和缓解紧张，使眼窝内血液循环畅通，改善神经肌肉营养以达到预防近视的作用。

准备

大人应当在手上涂上小儿专用的润肤露或者润肤油。

① 循序渐进，每天可做 1 ~ 2 次。
② 在小儿心情愉快的状态下进行。
③ 小儿哭闹时不可强行做。

操作

◇按揉阿是穴◇

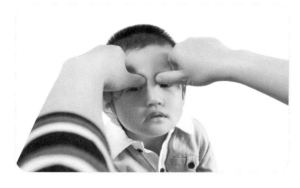

大人用双手拇指按揉小儿阿是穴约2分钟。

阿是穴：多位于病变附近，也可在与其距离较远的部位，即"有痛便是它"。

◇挤按睛明◇

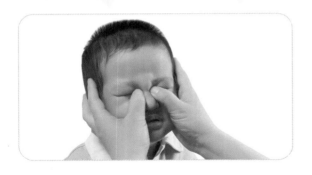

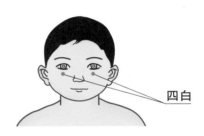

大人用双手拇指挤按（先向下按，然后又向上挤）小儿睛明约2分钟。

睛明： 在面部，内眼角上方约0.1寸凹陷处。

◇揉四白◇

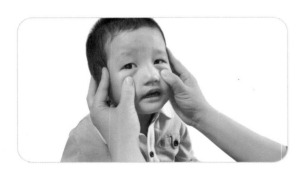

大人用双手拇指揉小儿四白约2分钟。

四白： 在面部，双眼平视时，瞳孔正中央下约1寸处。

◇按太阳、轮刮眼眶◇

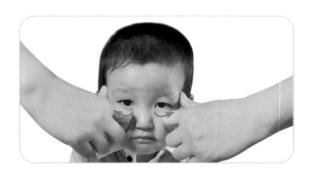

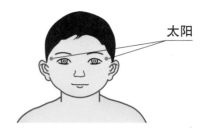

大人用双手拇指按压小儿太阳，然后用弯曲的食指第二节内侧面轻刮眼眶一圈，沿上眼眶内侧眼角轻刮向眼尾，再沿下眼眶内侧眼角轻刮向眼尾。

太阳： 在前额两侧，眉梢与外眼角之间，向后约1横指的凹陷处。

止汗

作用

☑通过对相关穴位的推拿，帮助小儿调理过度出汗的问题。

☑调节小儿肾脾，强健身体机能，避免因过度出汗，导致小儿皮肤出现发炎、过敏等情况。

准备

大人应当在手上涂上小儿专用的润肤露或者润肤油。

注意

① 循序渐进，每天可做1～2次。

② 在小儿心情愉快的状态下进行。

③ 小儿哭闹时不可强行做。

操作

◇分阴阳◇

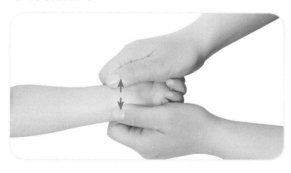

大人两手相对挟持小儿手部，两拇指由总筋向两旁分推（即分推大横纹、分阴阳）约2分钟（200次）。

大横纹： 仰掌，掌后横纹。近拇指端称阳池，近小指端称阴池。

◇补脾经◇

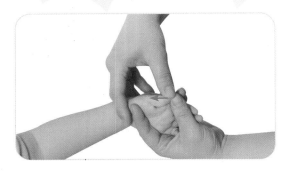

大人用拇指给小儿补脾经约 2 分钟
（200 次）。

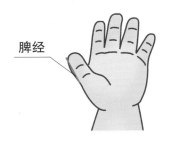

脾经：在拇指桡侧缘赤白肉际处。

◇推三关◇

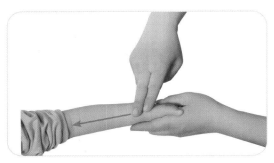

大人用食指、中指指面给小儿推三关约
2 分钟（200 次）。

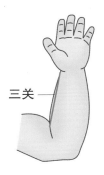

三关：前臂桡侧，阳池到曲池所成的一
直线。

◇补肺经◇

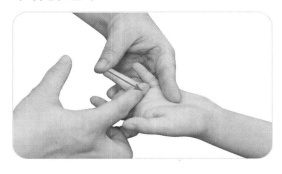

大人用食指侧面给小儿补肺经约 1 分钟
（100 次）。

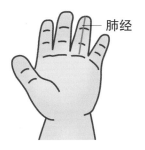

肺经：在无名指掌面，自指尖至指根成
一直线。

◇补肾经◇

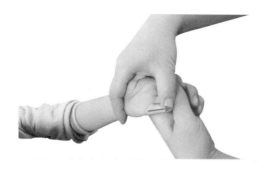

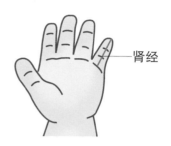

大人用拇指侧面给小儿直推补肾经约1分钟（100次）。

肾经： 在小指掌面，自指尖至指根成一直线。

◇揉肾顶◇

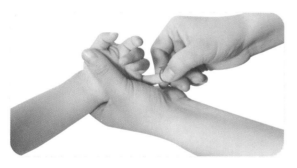

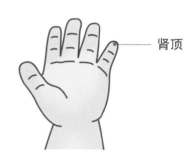

大人用拇指揉小儿肾顶约2分钟（200次）。

肾顶： 在小指顶端。

◇揉小儿二人上马◇

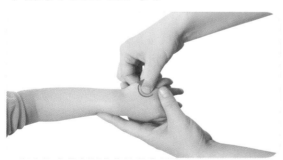

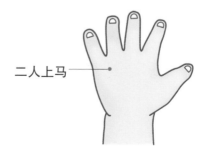

大人用拇指揉小儿二人上马约3分钟。

二人上马： 掌背部，无名指与小指掌骨之间的凹陷中。

◇揉肺俞◇

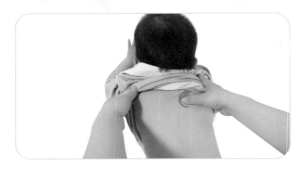

大人用拇指指腹交替揉小儿肺俞各约 1 分钟（100 次）。

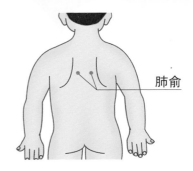

肺俞： 在背部，第 3 胸椎棘突下，后正中线旁开 1.5 寸。

◇揉脾俞◇

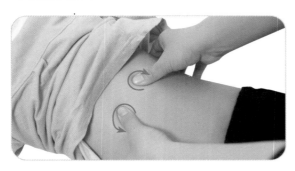

小儿俯卧，大人用双手拇指揉小儿脾俞约 1 分钟（100 次）。

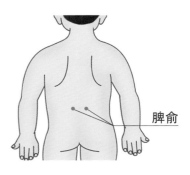

脾俞： 在背部，第 11 胸椎棘突下，后正中线旁开 1.5 寸。

◇捏脊◇

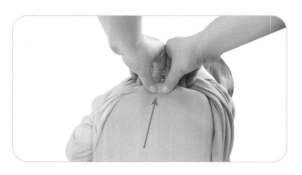

小儿俯卧，大人自下而上给小儿捏脊 5 遍。

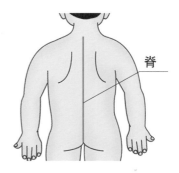

脊： 脊背的正中线，从尾骨部起至第 7 颈椎。

安神除烦

作用

☑ 改善小儿睡眠，促进小儿成长发育。

☑ 帮助小儿静心凝神。

准备

> 大人应当在手上涂上小儿专用的润肤露或者润肤油。

注意

① 循序渐进，每天可做 1 ~ 2 次。

② 在小儿心情愉快的状态下进行。

③ 小儿哭闹时不可强行做。

操作

◇捣小天心◇

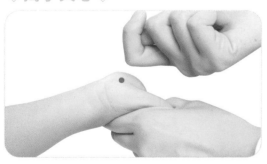

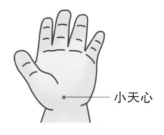

大人用食指捣小儿小天心约 2 分钟（200 次）。

小天心：在掌根，大小鱼际交接的中点凹陷处，属于点状穴位。

◇运内八卦◇

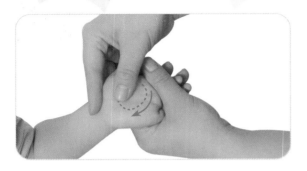

大人用拇指在小儿手掌面运内八卦，顺时针方向圆圈推动约 2 分钟（200 次）。

内八卦：在手掌面，以掌心为圆心，圆心至中指根距离 2/3 为半径之圆周即为内八卦。

◇清胃经◇

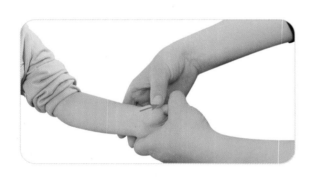

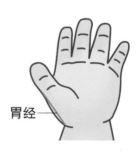

大人用拇指给小儿清胃经约 2 分钟（约 200 次）。

胃经：大鱼际桡侧缘赤白肉际由掌根至拇指根成一直线。

◇揉心俞◇

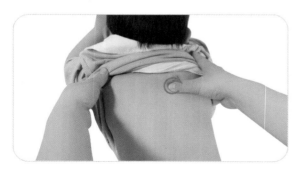

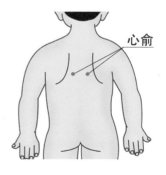

小儿俯卧，大人用拇指交替揉小儿心俞共约 3 分钟（300 次）。

心俞：位于第 5 胸椎棘突下，后正中线旁开 1.5 寸。

◇揉肝俞◇

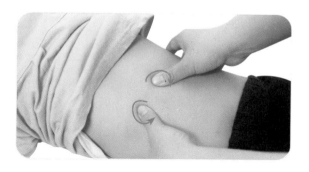

大人用拇指揉小儿肝俞约3分钟（300次）。

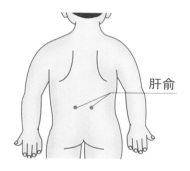

肝俞：在背部，第9胸椎棘突下，后正中线旁开1.5寸。

◇揉肾俞◇

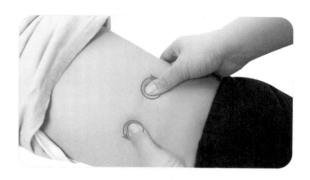

大人用拇指揉小儿肾俞约3分钟（300次）。

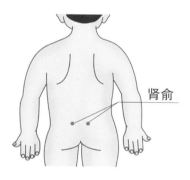

肾俞：在腰部，第2腰椎棘突下，后正中线旁开1.5寸。

◇捏脊◇

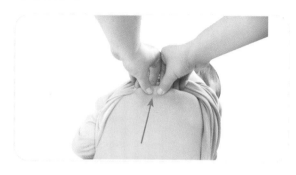

小儿俯卧，大人自下而上给小儿捏脊5遍。

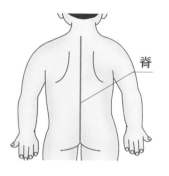

脊：脊背的正中线，从尾骨部起至第7颈椎。

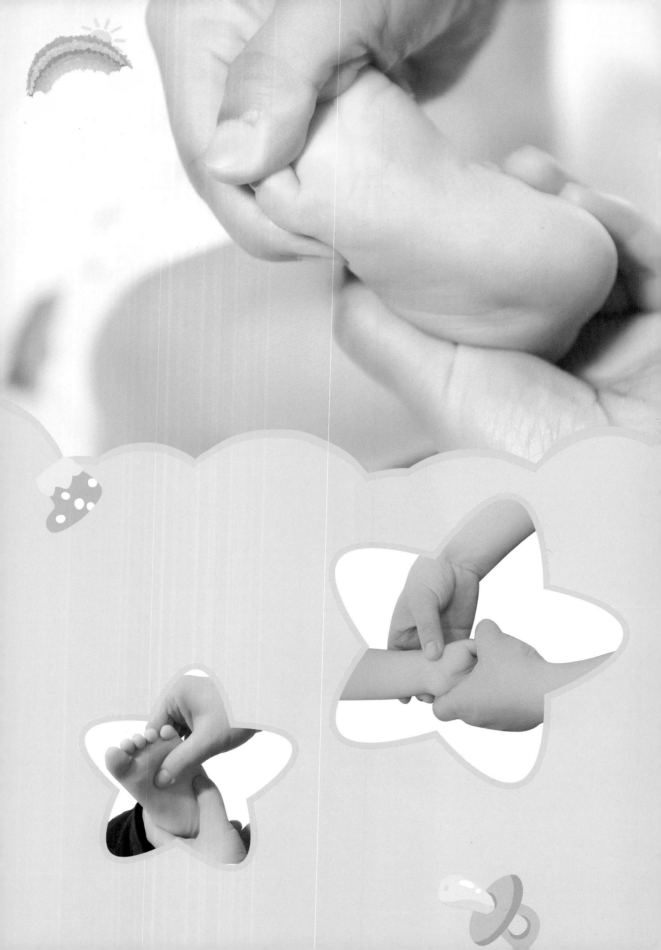

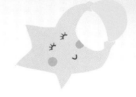
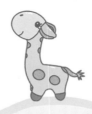

第三章

祛除小儿常见小病小痛

　　虽有古话"不病不长"，但小儿生病还是很让家长揪心的。怎样才能最大限度地让小儿少得病更健康呢？日常除了注意营养搭配、多运动之外，简单有效的按摩能帮助小儿提升自愈力。愿家长的双手成为小儿健康的"保护伞"。

感冒

【扶正气，祛风邪，调寒热，除暑湿】

感冒，是小儿的常见病，一年四季均可发病，常伴有发热、恶寒、咳嗽等症状。

小儿机体较弱，抵抗力差，最容易患的病有两种：一种是伤食❶，另一种就是感冒。感冒时除药物治疗外，按摩也能消除病痛。越小的小儿，按摩疗效越好。

感冒产生的 原因

小儿容易患感冒，首先与他们的生理特点及免疫系统发育不成熟有关。

中医认为，小儿感冒是由于冷暖不知调节，肌肤嫩弱，腠理疏薄，卫外功能未固。

由流感病毒引起的急性呼吸道传染病（即流感），也在小儿中常见。病毒存在于患者的呼吸道中，在患者咳嗽、打喷嚏时经飞沫传播给别人。流感的传染性很强，流感病毒容易变异，即使是患过流感的人，当下次再遇上变异病毒引起的流感时，也可能会再次患病，所以流感容易引起暴发性流行。一般在冬春季节流行的机会较多。

小儿感冒与家长喂养方式不当、周围环境不良、缺乏室外锻炼也有关系。

家长应知的 简易辨别方法

感冒

风寒感冒 怕冷，没有汗，鼻塞，流清涕，舌苔薄白

风热感冒 有汗，嗓子疼，苔薄黄

暑湿感冒 乏力，头晕，恶心，苔黄腻

时行感冒 嗜睡，头痛，肌肉痛或恶心呕吐

---

❶伤食：也叫积食。

预防小儿感冒的 保健手法

【保健流程】

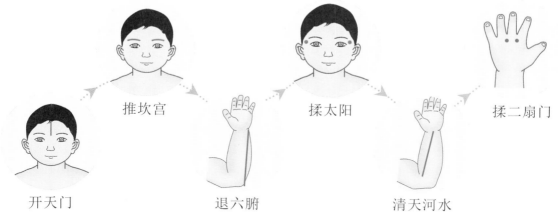

开天门 → 推坎宫 → 退六腑 → 揉太阳 → 清天河水 → 揉二扇门

【疗程】

每天推拿 5 ～ 10 分钟即可，坚持 3 个月以上，效果较好。

注意事项

● 根据不同的手法，大人可以让小儿采取不同的体位。

● 揉时速度宜快。

【步骤】

1 大人用双手拇指从下向上交替直推小儿天门 2 ～ 3 分钟。

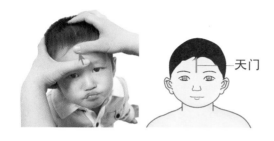

天门：两眉中间（印堂）至前发际成一直线。

2 大人用双手拇指给小儿推坎宫（从眉心向眉梢）2 ～ 3 分钟。

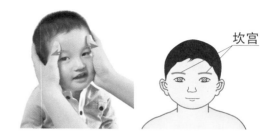

坎宫：从眉头起沿眉向眉梢所成的一横线。

3 大人用拇指或食、中指指面给小儿退六腑 2～3 分钟。

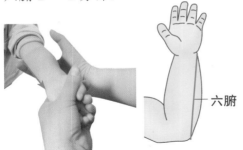

六腑：前臂尺侧，阴池至肘肘所成的一直线。

4 大人用拇指指端给小儿揉太阳 2～3 分钟。

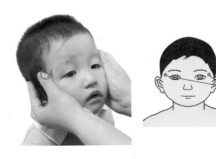

太阳：在前额两侧，眉梢与外眼角之间，向后约 1 横指的凹陷处。

5 大人用食、中指指面给小儿清天河水 2～3 分钟（约 300 次）。

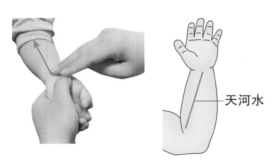

天河水：在前臂正中，总筋到洪池（曲泽）所成的一直线。

6 大人用食、中二指揉小儿二扇门 2～3 分钟。

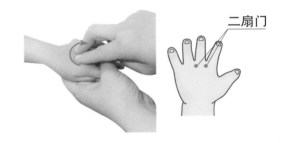

二扇门：掌背部，中指掌指关节两侧凹陷处。

治疗小儿感冒的 基本手法

【治疗流程】

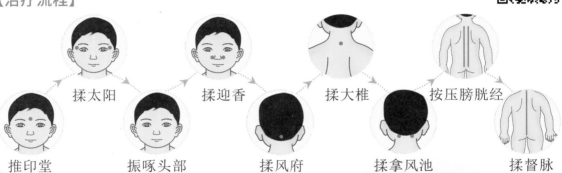

推印堂 → 揉太阳 → 振啄头部 → 揉迎香 → 揉风府 → 揉大椎 → 揉拿风池 → 按压膀胱经 → 揉督脉

【疗程】

每天推拿 5 ～ 10 分钟即可。

【步骤】

1 大人用拇指侧面从小儿双眉间的印堂推向太阳，推 2 ～ 3 分钟。

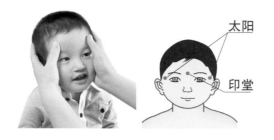

印堂：在前额，两眉头连线之中间，与前正中线之交点处。

太阳：在前额两侧，眉梢与外眼角之间，向后约 1 横指的凹陷处。

2 大人用拇指指端揉小儿太阳 1 分钟。

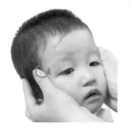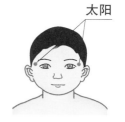

太阳：在前额两侧，眉梢与外眼角之间，向后约 1 横指的凹陷处。

3 大人手指微屈放松并自然分开，指端用力，振啄小儿头部 1 ～ 2 分钟。

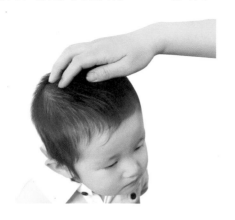

4 大人双手食指指端按揉小儿迎香 1 ～ 2 分钟。

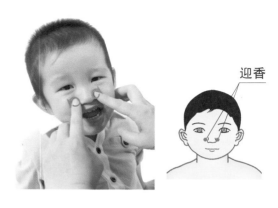

迎香：在面部，鼻翼外缘中点旁开约 0.5 寸，鼻唇沟中。

5 大人用拇指指端按揉小儿风府 1 ～ 2 分钟。

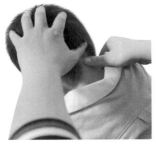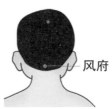

风府： 在项部，后发际正中直上 1 寸，枕外隆凸直下，两斜方肌之间凹陷中。

7 大人用拇指指腹按揉小儿风池 2 分钟，也可用手指轻拿风池 3 ～ 5 次，手法要轻柔。

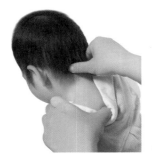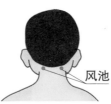

风池： 在项部，当枕骨之下，胸锁乳突肌与斜方肌上端之间的凹陷处。

6 大人用拇指指腹揉小儿大椎 1 ～ 2 分钟。

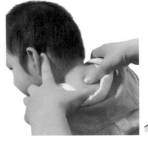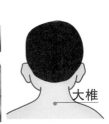

大椎： 在后正中线上，第 7 颈椎棘突下凹陷中。

8 大人用拇指交替按压小儿背部膀胱经上的腧穴，由上而下，逐点按压，重复 3 ～ 5 次。

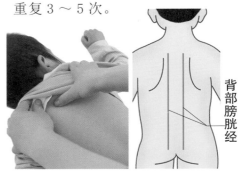

背部膀胱经： 在背部，脊柱两侧各旁开 1.5 寸。

9 大人用拇指指腹按揉小儿背部督脉上的腧穴 3 ～ 5 次。

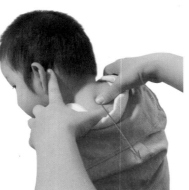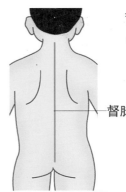

督脉： 在背部正中线处。

不同证型的 治疗手法

·风寒感冒·

【症状】

恶寒重，发热轻，无汗，头痛，四肢关节酸痛，鼻塞，流清涕，咳嗽，咳痰清稀，舌质淡，苔薄白。

【步骤】

1 大人用食指、中指指面重推小儿三关约 5 分钟（500 次）。

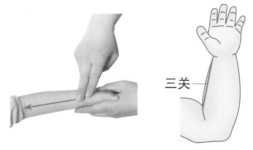

三关： 前臂桡侧，阳池到曲池所成的一直线。

2 大人用拇指指腹揉小儿外劳宫 1～2 分钟（100～200 次）。

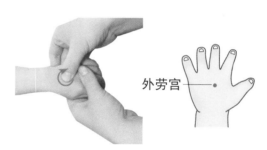

外劳宫： 在手背，第 2、第 3 掌骨之间，掌指关节后约 0.5 寸处。

3 大人用双手提拿小儿肩井周围 5～7 次。

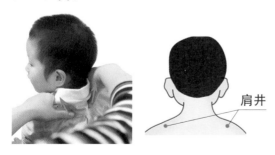

肩井： 在肩上，大椎与肩峰端连线的中点，肩部最高处。

4 大人用食、中二指揉小儿二扇门 2～3 分钟。

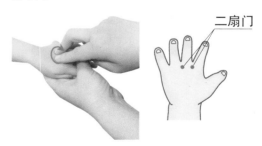

二扇门： 掌背部，中指掌指关节两侧凹陷处。

【症状】

发热重，微恶风或恶寒，咽痛，口干，有汗或少汗，面红，鼻塞，流黄涕，咳嗽痰黄，舌边尖红，苔薄黄。

【步骤】

1 大人用食指侧面给小儿清肺经约3分钟（300次）。

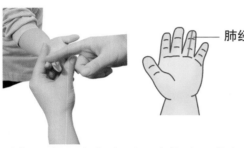

肺经：在无名指掌面，自指尖至指根成一直线。

2 大人用食、中指指面给小儿清天河水约1分钟（100次）。

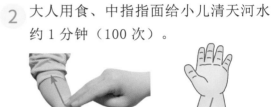
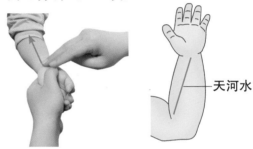

天河水：在前臂正中，总筋到洪池（曲泽）所成的一直线。

3 大人用拇指指腹揉小儿大椎约1分钟。

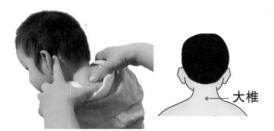

大椎：在后正中线上，第7颈椎棘突下凹陷中。

4 大人用掌心擦小儿骶尾部，以透热为度。

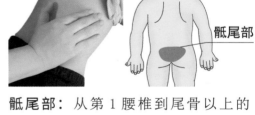

骶尾部：从第1腰椎到尾骨以上的区域。

5 大人用双手提拿小儿肩井周围5～7次。

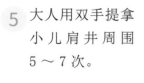
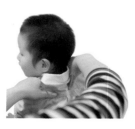

肩井：在肩上，大椎与肩峰端连线的中点，肩部最高处。

·暑湿感冒·

【症状】

身热微恶风，汗少，肢体酸重，头重头昏，咳嗽痰黏，口中黏腻，渴不多饮，胸闷心烦，泛恶，小便短赤，舌苔薄黄而腻。

【步骤】

1 大人用双手拇指从下向上交替直推小儿天门约1分钟。

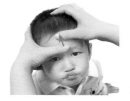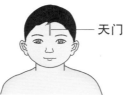

天门：两眉中间（印堂）至前发际成一直线。

2 大人用双手拇指给小儿推坎宫（从眉心向眉梢）约1分钟。

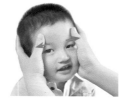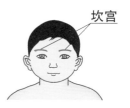

坎宫：从眉头起沿眉向眉梢所成的一横线。

3 大人用拇指指端给小儿揉太阳约1分钟。

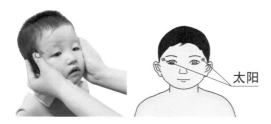

太阳：在前额两侧，眉梢与外眼角之间，向后约1横指的凹陷处。

4 大人用食指侧面给小儿清肺经约3分钟（300次）。

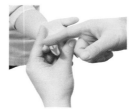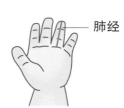

肺经：在无名指掌面，自指尖至指根成一直线。

5 大人用拇指或食、中指指面给小儿退六腑约3分钟（300次）。

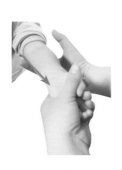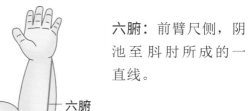

六腑：前臂尺侧，阴池至肘肘所成的一直线。

6 大人用中指指端给小儿揉中脘约 1 分钟。

7 大人用掌心给小儿摩腹约 3 分钟（300 次）。

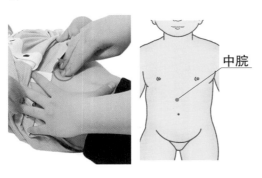

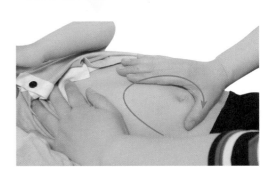

中脘： 在上腹部，前正中线上，脐中上方 4 寸。

·时行感冒·

【症状】

壮热嗜睡，汗出热不解，目赤咽红，伴头痛，全身肌肉酸痛，或伴恶心呕吐，舌质红，苔薄黄。

【步骤】

1 大人用双手拇指给小儿推坎宫（从眉心向眉梢）2～3 分钟。

2 大人用拇指指腹给小儿推天柱骨约 2 分钟（200 次）。

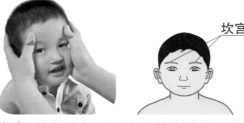

坎宫： 从眉头起沿眉向眉梢所成的一横线。

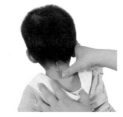

天柱骨： 在项部，后发际中点至大椎所成的一直线。

3 大人用双手提拿小儿肩井周围 5～7 次。

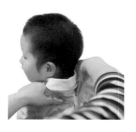

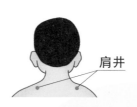

肩井： 在肩上，大椎与肩峰端连线的中点，肩部最高处。

4 大人用食指侧面给小儿清肺经约 3 分钟（300 次）。

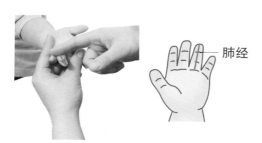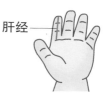

——肺经

肺经： 在无名指掌面，自指尖至指根成一直线。

5 大人用拇指指腹给小儿清肝经约 1 分钟（100 次）。

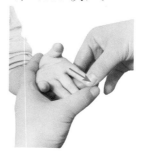

肝经——

肝经： 在食指掌面，自指尖至指根成一直线。

6 大人用拇指或食、中指指面给小儿退六腑约 3 分钟（300 次）。

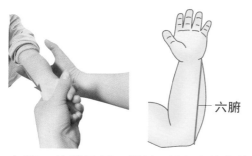

——六腑

六腑： 前臂尺侧，阴池至肘肘所成的一直线。

7 大人用双手拇指、食指指腹给小儿捏挤大椎约 1 分钟（100 次）。

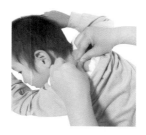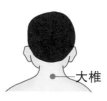

大椎

大椎： 在后正中线上，第 7 颈椎棘突下凹陷中。

治疗小儿感冒的 食疗验方

紫苏粥 ▶

此粥有散寒和胃的功效。紫苏叶辛温，有解表散寒、行气和胃的作用。紫苏叶能扩张毛细血管，刺激汗液分泌而发汗，其浸液对流感病毒有抑制作用。

材料： 紫苏叶 6 克，粳米 50 克，红糖适量。

做法： 粳米用清水淘洗干净。砂锅内加入适量水，放入紫苏叶，煮沸 1 分钟，去渣取汁备用。锅内加水，烧开，加入粳米煮粥，待粥熟时，再加入紫苏叶汁和红糖，搅匀即成。

适用： 适合 8 个月以上的小儿风寒感冒，症见怕冷、无汗、腹胀。

白菜绿豆饮

> 此饮主要有清热解毒的功效。白菜味甘，性微寒，有养胃生津、清热除烦、利小便、清肠道等作用，菜根作用更为显著。绿豆味甘性凉，能清热除烦、利小便、解毒。

材料： 大白菜根数个，绿豆30克，白糖适量。

做法： 先将绿豆洗净，放入锅中加水，用中火煮至半熟；再将大白菜根洗净，切成片，加入绿豆汤中，同煮至绿豆开花、菜根烂熟，即成白菜绿豆饮。饮时加入白糖调味。

适用： 适合8个月以上的小儿暑湿感冒，症见出汗不透彻、乏力、发热、口渴、小便少。

白萝卜炖大排

> 此食疗方有散寒发汗、理气化痰的功效。葱姜辛温散寒发汗，萝卜顺气、化解痰涎。

材料： 猪排500克，白萝卜250克，葱段、姜片、料酒、花椒、胡椒面、盐各适量。

做法： 猪排剁成小块，冷水下锅焯一下，捞出用热水冲洗干净，重新放入热水锅中，放葱段、姜片、料酒、花椒、胡椒面，用中火煮炖90分钟，捞出去骨；白萝卜去皮，切条，用开水焯一下，去生味。锅内煮的排骨汤继续烧开，投入排骨和萝卜条，炖15分钟，至肉烂、萝卜软，加盐调味即成。

适用： 适合8个月以上的小儿感冒，症见怕冷、无汗、咳嗽有痰。

预防和治疗小儿感冒的 关键

① 患病期间小儿要多饮水，给予易消化的清淡饮食。

② 感冒流行期，保持室内空气流通。

③ 加强护理，起居有常，饮食有节。

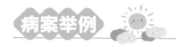 病案举例

【病案一】

刘某，女，3岁。发热2天。现发热、怕冷，无汗，打喷嚏，鼻塞，流清涕，咳嗽有痰，吐不出痰，饮食可，大便正常，小便淡。已服西药2天，症状反复。精神可，面色白，张口喘气，舌淡苔薄白。

辨证属风寒感冒，治宜辛温解表。给予清肝经、清肺经、重推三关、揉外劳宫、拿肩井、推天柱骨、揉二扇门、捏脊等治疗3次后症状好转。

【病案二】

王某，女，2岁。发热2天。现体温39℃，不怕冷，口渴，已服退热药2天，体温反复升高，大便干，小便少。面红，咽红，扁桃体Ⅰ度肿大，舌红苔薄黄。

辨证属风热感冒，治宜辛凉解表。给予清肺经、清肝经、分阴阳、运内八卦、清天河水、退六腑、揉大椎等治疗1次，体温降至38.2℃。继续上述操作治疗2次后，体温恢复正常，且感冒症状好转。

【病案三】

肖某，男，4岁。发热3天。没有精神，昏昏沉沉，咳嗽，痰黏不易咳出，干呕，大便黏，小便黄。精神差，舌红，苔薄黄而腻。

辨证属暑湿感冒，治宜清暑解表。给予开天门、推坎宫、揉太阳、清肺经、补脾经、运内八卦、推四横纹、退六腑、揉中脘、捏脊等治疗2次后症状好转。

【病案四】

王某，女，3岁。发热头痛1天，微恶风寒，头痛，鼻塞，流黄涕，咳嗽，咽红干痛，咳痰黄稠，舌尖红，苔薄黄。

辨证属时行感冒，治宜清热解毒。给予分阴阳、清肺经、清天河水、退六腑、运内八卦、推四横纹、摩腹、按揉肺俞、捏脊等。经过6次推拿治疗后头痛缓解，鼻通气，咽不红，嗽止。

厌食

【调和脾胃，恢复脾胃纳运之功】

厌食是小儿常见的症状，较长时期食欲降低，见食不贪，甚则拒食，日久影响其营养和热量的吸收，使小儿体重不增或减轻，影响正常生长发育。

有些父母过分关爱小儿，认为把小儿喂养得越胖越好，当小儿的进食量达不到自己期望的标准或小儿不如别的小孩胖时，就认为是厌食，实际上小儿摄入的食物已满足正常需要，生长发育指标在正常标准范围内，故不属于厌食，家长应充分认识到这一点。另外，小儿进食受家庭环境、情绪等因素影响很大，有时进食量会波动，若短期内食欲缺乏，但生长发育、精神、活动等各方面均正常，则不应视为厌食。

厌食产生的 原因

消化系统疾病：如胃炎、肠炎、肝炎、胃和十二指肠溃疡、慢性便秘等。部分患儿厌食与其胃动力差、胃排空延迟有关。

感染性疾病：如上呼吸道感染、慢性扁桃体炎、中耳炎、寄生虫感染、泌尿系统感染、结核病等。这些疾病除有厌食外，还多伴有发热等其他症状和体征。

非感染性疾病：如各种原因引起的贫血、先天性心脏病、心力衰竭、风湿病、甲状腺功能减退症、垂体前叶功能减退症等。

营养性疾病：如缺锌、缺铁、缺碘、B族维生素缺乏，摄入维生素A过量等引起的疾病。

药物、毒物影响：如磺胺类药物、红霉素、硫酸亚铁及抗肿瘤药；洋地黄中毒、铅中毒等。

心理因素：如在进食时采用哄逗、强迫，甚至打骂、恐吓等手段，导致患儿食欲低下。较大小儿可由于忧伤、精神紧张、过度兴奋等影响食欲。

家长应知的 简易辨别方法

厌食

脾失健运 —— 脸色差，不想吃饭，偏瘦，大便小便正常，苔薄白或腻

胃阴不足 —— 口渴想喝水，皮肤干，大便干，舌红，多地图舌

脾胃气虚 —— 面色黄，不想吃饭，大便有不消化物或大便不成形，爱出汗，舌色淡

治疗小儿厌食的 基本手法

【治疗流程】

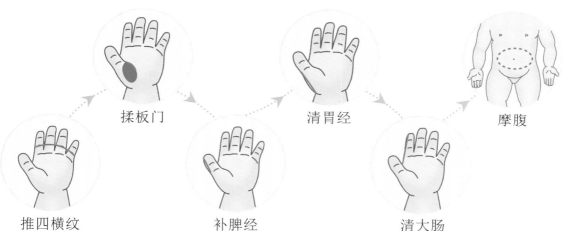

推四横纹　揉板门　补脾经　清胃经　清大肠　摩腹

【疗程】

　　每天推拿 5 ～ 10 分钟即可，坚持 3 个月以上，效果较好。

注意事项

● 小儿推拿的手法应轻重适宜，不要让小儿觉得不舒服。

● 推拿时，室内温度应在 24℃ 以上，防止小儿着凉。

● 本手法不宜在饭前空腹时或在饭后立即进行。

【步骤】

1 大人用食指推小儿四横纹约1分钟（50～100次）。

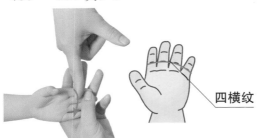

四横纹： 在手掌面，食指、中指、无名指、小指第1指间关节横纹处。

2 大人用拇指揉小儿板门2～3分钟。

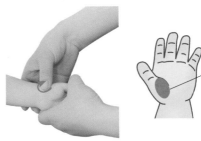

板门： 手掌拇指本节后，鱼际肉处。

3 大人用拇指给小儿补脾经约1分钟（50～100次）。

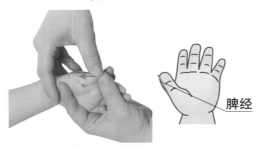

脾经： 在拇指桡侧缘赤白肉际处。

4 大人用拇指指腹给小儿清胃经约2分钟（100～200次）。

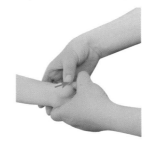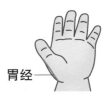

胃经： 大鱼际桡侧缘赤白肉际由掌根至拇指根成一直线。

5 大人用食指侧面给小儿直推清大肠约2分钟（200次）。

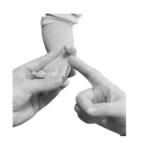

大肠： 食指桡侧缘，自食指尖至虎口所成的一直线。

6 让小儿躺好，大人用手顺时针按摩小儿腹部约1分钟（50～100次）。

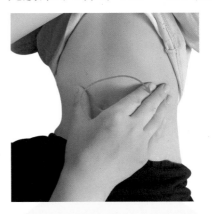

不同证型的 治疗手法

·脾失健运·

【症状】

面色少华，不思纳食，或觉食物无味，拒进饮食，形体偏瘦，而精神状态一般无特殊异常，大小便均基本正常，舌苔白或薄腻。

【步骤】

1 大人用拇指清补小儿脾经约2分钟（100～200次）。

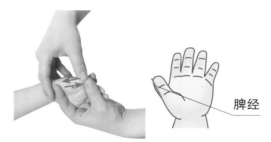

脾经： 在拇指桡侧缘赤白肉际处。

2 大人用拇指指腹给小儿清胃经约2分钟（100～200次）。

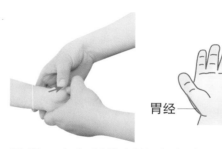

胃经： 大鱼际桡侧缘赤白肉际由掌根至拇指根成一直线。

3 大人用拇指揉小儿板门2～3分钟。

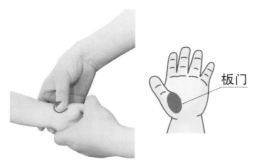

板门： 手掌拇指本节后，鱼际肉处。

4 大人用食指推小儿四横纹约1分钟（50～100次）。

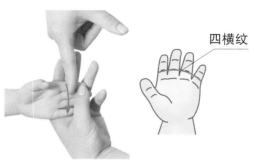

四横纹： 在手掌面，食指、中指、无名指、小指第1指间关节横纹处。

5　大人用拇指在小儿手掌面运内八卦
2～3分钟。

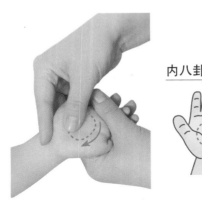

内八卦：在手掌面，以掌心为圆心，
圆心至中指根距离 2/3 为半径之圆周
即为内八卦。

6　让小儿躺好，大人用中指指端揉中
脘 2～3分钟。

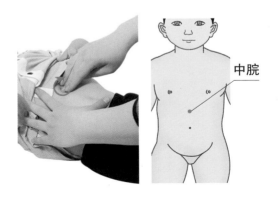

中脘：在上腹部，前正中线上，脐中
上方 4 寸。

7　让小儿躺好，露出腹部，大人用双
手拇指指端沿肋弓角边缘或自中脘
至脐，向两旁分推 100～200 次（分
推腹阴阳）。

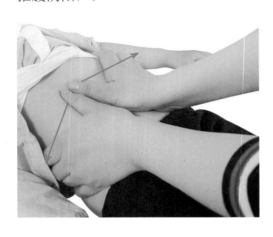

8　大人用拇指按揉小儿足三里 2～3
分钟。

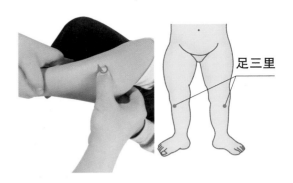

足三里：在小腿前外侧，外膝眼（犊
鼻）下 3 寸，胫骨前缘外侧约一横
指处。

·胃阴不足·

【症状】

口干多饮而不喜进食或拒食，皮肤干燥，缺乏润泽，大便多干结，舌苔多光剥，舌质偏红。

【步骤】

1 大人用拇指指腹给小儿清胃经约2分钟（100～200次）。

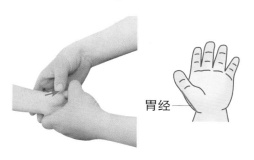

胃经：大鱼际桡侧缘赤白肉际由掌根至拇指根成一直线。

2 大人用食、中指指面给小儿清天河水约2分钟（100～200次）。

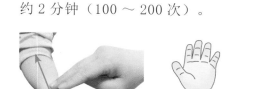
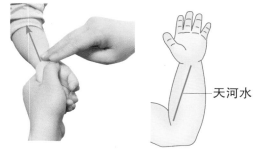

天河水：在前臂正中，总筋到洪池（曲泽）所成的一直线。

3 大人用拇指给小儿揉二人上马约2分钟（100～200次）。

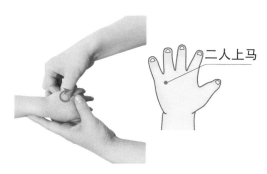

二人上马：掌背部，无名指与小指掌骨之间的凹陷中。

4 大人用食指推小儿四横纹约1分钟（50～100次）。

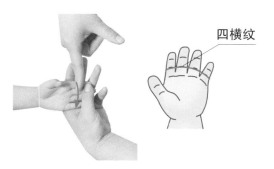

四横纹：在手掌面，食指、中指、无名指、小指第1指间关节横纹处。

5 大人用拇指在小儿手掌面运内八卦 2 ～ 3 分钟。

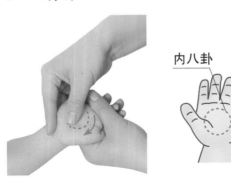

内八卦：在手掌面，以掌心为圆心，圆心至中指根距离 2/3 为半径之圆周即为内八卦。

6 大人用拇指按揉小儿足三里 2 ～ 3 分钟。

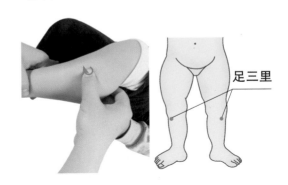

足三里：在小腿前外侧，外膝眼（犊鼻）下 3 寸，胫骨前缘外侧约一横指处。

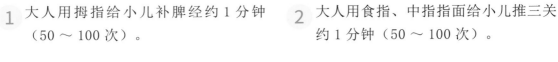

·脾胃气虚·

【症状】

精神较差，面色萎黄，厌食或拒食，若稍进食，大便中夹有不消化残渣，或大便不成形，容易出汗，舌淡苔薄。

【步骤】

1 大人用拇指给小儿补脾经约 1 分钟（50 ～ 100 次）。

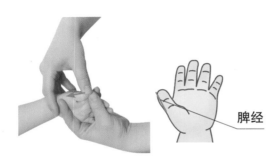

脾经：在拇指桡侧缘赤白肉际处。

2 大人用食指、中指指面给小儿推三关约 1 分钟（50 ～ 100 次）。

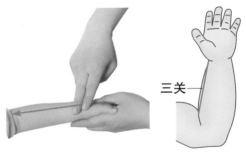

三关：前臂桡侧，阳池到曲池所成的一直线。

3 大人用拇指指腹给小儿清胃经约 2 分钟（100 ～ 200 次）。

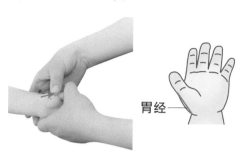

胃经

胃经：大鱼际桡侧缘赤白肉际由掌根至拇指根成一直线。

4 大人用拇指在小儿手掌面运内八卦 2 ～ 3 分钟。

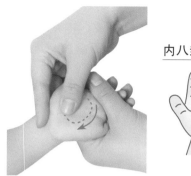

内八卦

内八卦：在手掌面，以掌心为圆心，圆心至中指根距离 2/3 为半径之圆周即为内八卦。

5 大人用拇指按揉小儿足三里 2 ～ 3 分钟。

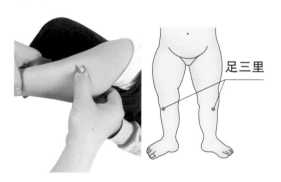

足三里

足三里：在小腿前外侧，外膝眼（犊鼻）下 3 寸，胫骨前缘外侧约一横指处。

6 小儿俯卧，从下向上捏脊 3 ～ 5 次。

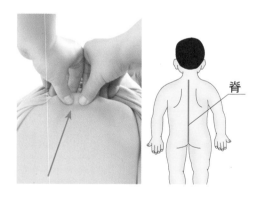

脊

脊：脊背的正中线，从尾骨部起至第 7 颈椎。

莱菔鸡金粥 ▶

此粥有消食健胃化积的功效。莱菔子消食化积，鸡内金消食健胃。

材料： 炒莱菔子（萝卜子）10 克，鸡内金 3 克，粳米 50 克，白糖适量。

做法： 将鸡内金小火炒至黄褐色，研成细末备用；将炒莱菔子加水煎汤，然后加入粳米，小火煮至浓稠，加入鸡内金粉，再加入适量白糖即可。

适用： 适用于 8 个月以上厌食的小儿，形体消瘦、不爱吃饭、大便呈不消化状。

山楂鳝鱼段 ▶

此食疗方有温补脾胃、消食化积的功效。黄鳝有温补脾胃的作用，配合山楂可消食化积。

材料： 黄鳝 250 克，山楂 10 克，盐、胡椒粉、糖、黄酒各适量。

做法： 将黄鳝去内脏，洗净切段；另将山楂去核研末，与盐一起涂于鳝背上，加水适量，蒸熟，加入胡椒粉、糖、黄酒，再蒸 5 分钟左右即可食用。

适用： 适用于 2 岁以上，平素脾胃虚弱，因积食引起的厌食小儿。

山药莲子粥 ▶

此粥可温胃健脾。山药补脾健胃，莲子补脾止泻。

材料： 新鲜山药 50 克，莲子 30 克。

做法： 将山药去皮，莲子洗净，加水上锅煮成粥，莲子和山药都要煮得够烂。

适用： 适用于各阶段脾阳不足的小儿，大便不成形，大便稀；不适合大便干的小儿。对不到 1 岁的小儿，山药和莲子要尽量碾碎。干的可磨成粉，再用米汤调成糊喂给小儿。

预防和治疗小儿厌食的 关键

① 针对病因治疗：对小儿厌食的治疗，必须详细检查，去除病因是治疗的根本，如缺锌应补锌治疗。

② 纠正不良饮食习惯：按时进食，不吃或少吃零食，尤其是少吃甜食等。

③ 保持良好生活习惯：保证睡眠充足，适当增加锻炼，保持大便通畅，避免过度紧张。

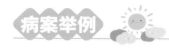

【病案一】

李某，男，2岁。自幼食欲不佳。不爱吃饭，喜欢喝奶粉，挑食，不喜欢吃蔬菜，进食量少，大便偏干，小便正常。精神可，面黄，舌淡苔薄白。

辨证属脾失健运型厌食，治宜清胃和脾。给予清补脾经、清胃经、揉板门、推四横纹、运内八卦、揉中脘、分推腹阴阳、按揉足三里、捏脊等治疗2次后症状好转。继续上述操作治疗5次后痊愈。

【病案二】

王某，女，3岁半。近半年食欲不佳。近半年没有明显诱因而进食不佳，口渴，喜饮水，大便干，小便偏黄。精神可，皮肤干，面黄，口唇干起皮，舌质偏红，地图舌。

辨证属胃阴不足型厌食，治宜养胃育阴。给予清胃经、清天河水、揉二人上马、推四横纹、运内八卦、按揉足三里、捏脊等治疗3次后症状好转。继续上述操作治疗1周后脸色好转，且大便恢复正常。

【病案三】

张某，男，3岁。近半年食欲欠佳。小儿自诉无力，不爱活动，口气较重，大便稀，偶夹杂不消化食物。精神可，面黄，舌淡苔薄白。

辨证属脾胃气虚型厌食，治宜健脾益气。给予补脾经、推三关、清胃经、运内八卦、按揉足三里、捏脊等治疗2次后想吃饭。继续上述操作治疗3次后大便中未见不消化物。

腹痛 【消食积，调寒热，理气，止痛】

腹痛是指胃脘以下，耻骨毛际以上的部位发生疼痛的一种病症。

腹痛在儿童疾病中很常见，原因比较复杂，所以在按摩前要做全面检查，及早作出正确诊断，以免延误病情。若腹痛见到面色苍白、冷汗淋漓、四肢发凉等症状，应马上到医院治疗。

腹痛产生的 原因

多因小儿外感或内伤影响了脏腑经络的正常功能，导致脏腑经络气机郁滞不通、气血运行受阻或气血不足失于温养，发生腹痛。

家长应知的 简易辨别方法

食积腹痛 肚子胀痛，不爱吃饭，偶有呕吐，吐物有酸味，大便后腹痛减轻

寒积腹痛 肚子疼痛，喜欢温热，有肠鸣音，疼痛厉害时会出冷汗，手脚凉

腹痛

实热腹痛 肚子胀痛，便秘，口渴，手足心热

气滞腹痛 肚子胀痛，疼痛点不固定，叹气或排气后疼痛减轻

虚寒腹痛 腹痛一会儿发作一会儿停止，疼痛处喜欢温热和被按，脸白，疲倦，手足冷，大便稀

治疗小儿腹痛的 **基本手法**

【治疗流程】

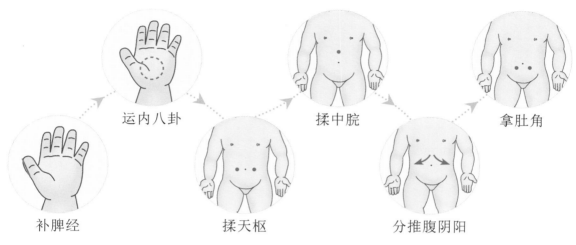

补脾经 → 运内八卦 → 揉天枢 → 揉中脘 → 分推腹阴阳 → 拿肚角

【疗程】

腹痛时推拿 5 ～ 10 分钟即可。

注意事项

- ● 腹痛临床表现复杂，涉及面广，必须详细了解病情，并全面考虑。本节所列腹痛主要为功能性腹痛。
- ● 如疼痛剧烈，请务必就医。
- ● 本手法不宜在饭前空腹或饭后立即进行。

【步骤】

1 大人用拇指给小儿补脾经 5 分钟。

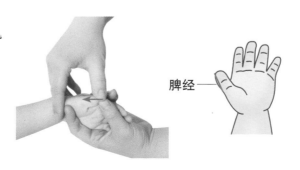

脾经： 在拇指桡侧缘赤白肉际处。

2 大人用拇指在小儿手掌面运内八卦，顺时针方向圆圈推动约1分钟（100次）。

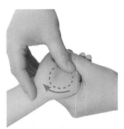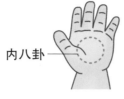

内八卦——

内八卦： 在手掌面，以掌心为圆心，圆心至中指根距离2/3为半径之圆周即为内八卦。

3 大人用拇指、食指指端揉小儿天枢约1分钟。

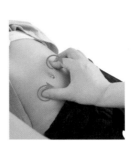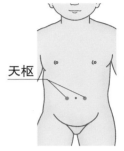

天枢

天枢： 在中腹部，脐中旁开2寸。

4 大人用中指指端给小儿揉中脘约1分钟。

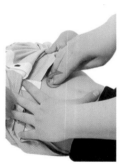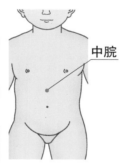

中脘

中脘： 在上腹部，前正中线上，脐中上方4寸。

5 让小儿躺好，露出腹部，大人用双手拇指指端沿肋弓角边缘或自中脘至脐，向两旁分推100～200次（分推腹阴阳）。

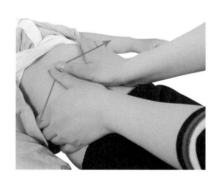

6 让小儿躺好，大人用双手给小儿拿肚角2～3分钟。

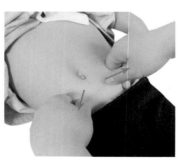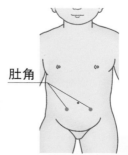

肚角

肚角： 脐下2寸，前正中线旁开2寸。

不同证型的 治疗手法

·食积腹痛·

【症状】

脘腹胀满，疼痛拒按，不思饮食，嗳腐吞酸或腹痛欲泻，泻后痛减，时有呕吐，吐物酸馊，夜卧不安，时时啼哭，苔多厚腻。

【步骤】

1 大人用拇指给小儿补脾经约 3 分钟（300 次）。

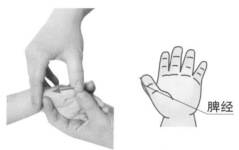

脾经： 在拇指桡侧缘赤白肉际处。

2 大人用拇指揉小儿板门 2 ～ 3 分钟。

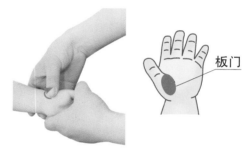

板门： 手掌拇指本节后，鱼际肉处。

3 大人用食指侧面给小儿直推清大肠约 2 分钟（200 次）。

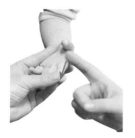
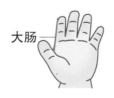

大肠： 食指桡侧缘，自食指尖至虎口所成的一直线。

4 大人用拇指在小儿手掌面运内八卦，顺时针方向圆圈推动约 1 分钟（100 次）。

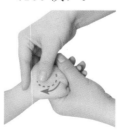
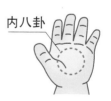

内八卦： 在手掌面，以掌心为圆心，圆心至中指根距离 2/3 为半径之圆周即为内八卦。

5 大人用中指指端给小儿揉中脘约 1
分钟。

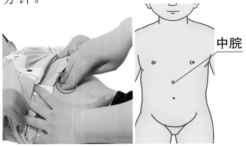

中脘： 在上腹部，前正中线上，脐中
上方 4 寸。

6 大人用拇指、食指指端揉小儿天枢约
1 分钟。

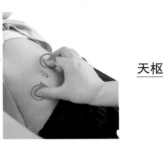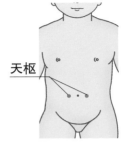

天枢： 在中腹部，脐中旁开 2 寸。

7 让小儿躺好，露出腹部，大人用双
手拇指指端沿肋弓角边缘或自中脘
至脐，向两旁分推 100 ～ 200 次（分
推腹阴阳）。

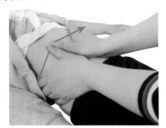

8 让小儿躺好，大人用双手给小儿拿肚
角 2 ～ 3 分钟。

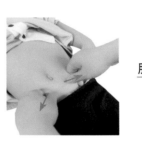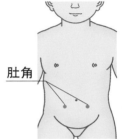

肚角： 脐下 2 寸，前正中线旁开 2 寸。

·寒积腹痛·

【症状】

　　腹部疼痛，阵阵发作，痛处喜暖，得温则舒，遇寒痛甚。肠鸣辘辘，或兼吐泻。
痛甚者，额冷汗出，面色苍白，唇色紫暗，手足发凉，舌淡红，苔多白滑。

【步骤】

1 大人用拇指给小儿
补脾经 5 分钟。

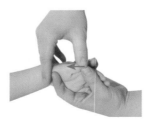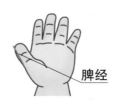

脾经： 在拇指
桡侧缘赤白肉
际处。

2　大人用拇指指腹揉小儿外劳宫1～2分钟（100～200次）。

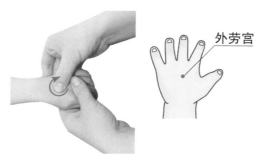

外劳宫：在手背，第2、第3掌骨之间，掌指关节后约0.5寸处。

3　大人用食指、中指指面，沿小儿三关从腕推向肘，重复约2分钟（200次）。

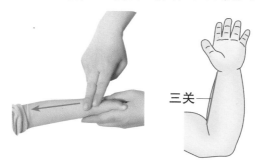

三关：前臂桡侧，阳池到曲池所成的一直线。

4　大人用掌心给小儿摩腹约3分钟（300次）。

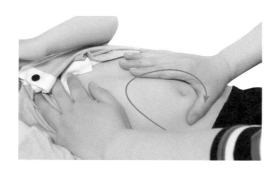

5　大人用指腹给小儿揉脐2～3分钟。

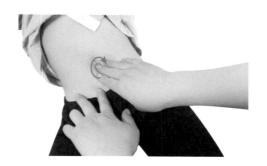

6　大人用拇指指腹给小儿揉一窝风2～3分钟。

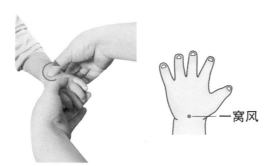

一窝风：手背，腕横纹正中凹陷处。

7　让小儿躺好，大人用双手给小儿拿肚角2～3分钟。

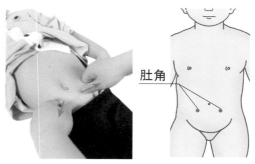

肚角：脐下2寸，前正中线旁开2寸。

【症状】

腹痛胀满，疼痛拒按，潮热，大便秘结，烦躁口渴，手足心热，唇红舌红，苔黄燥。

【步骤】

1 大人用食指侧面给小儿直推清大肠约2分钟（200次）。

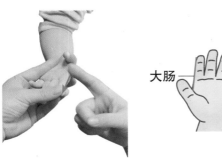

大肠： 食指桡侧缘，自食指尖至虎口所成的一直线。

2 大人用拇指或食、中指指面给小儿退六腑2～3分钟。

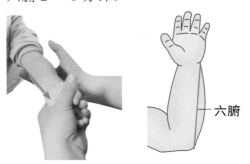

六腑： 前臂尺侧，阴池至肘肘所成的一直线。

3 大人用拇指在小儿手掌面运内八卦，顺时针方向圆圈推动约1分钟（100次）。

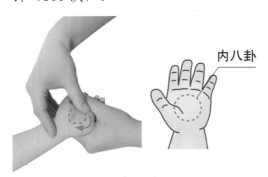

内八卦： 在手掌面，以掌心为圆心，圆心至中指根距离2/3为半径之圆周即为内八卦。

4 大人用拇指、食指指端揉小儿天枢约1分钟。

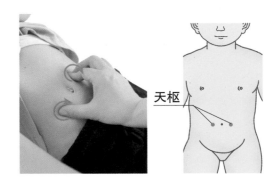

天枢： 在中腹部，脐中旁开2寸。

5 大人用中指指端给小儿揉中脘约1
分钟。

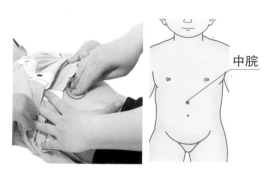

中脘：在上腹部，前正中线上，脐中上方4寸。

6 让小儿躺好，露出腹部，大人用双手拇指指端沿肋弓角边缘或自中脘至脐，向两旁分推100～200次（分推腹阴阳）。

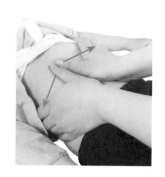

7 让小儿躺好，大人用双手给小儿拿肚角2～3分钟。

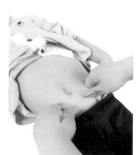

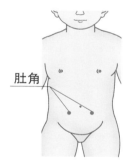

肚角：脐下2寸，前正中线旁开2寸。

·气滞腹痛·

【症状】

　脘腹胀痛，走窜攻冲，痛引两胁，或痛引小腹，嗳气或矢气则痛减，舌淡，苔薄。

【步骤】

1 大人用拇指指腹给小儿清肝经约1分钟（100次）。

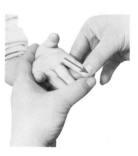

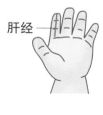

肝经：在食指掌面，自指尖至指根成一直线。

2 大人用拇指在小儿手掌面运内八卦，顺时针方向圆圈推动约 1 分钟（100 次）。

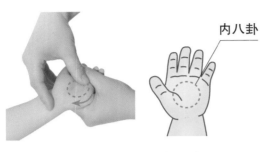

内八卦：在手掌面，以掌心为圆心，圆心至中指根距离 2/3 为半径之圆周即为内八卦。

3 大人用掌心给小儿摩腹约 3 分钟（300 次）。

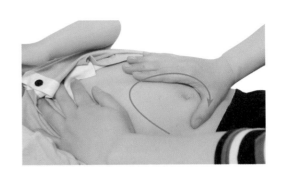

4 让小儿躺好，露出腹部，大人用双手拇指指端沿肋弓角边缘或自中脘至脐，向两旁分推 100 ～ 200 次（分推腹阴阳）。

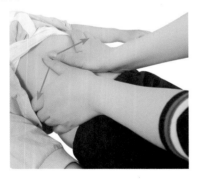

5 大人用掌心给小儿搓摩胁肋 2 ～ 3 分钟，以有热感为宜。

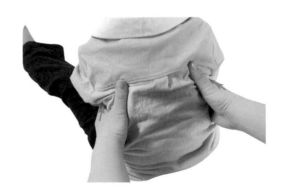

6 让小儿躺好，大人用双手给小儿拿肚角 2 ～ 3 分钟。

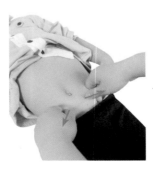

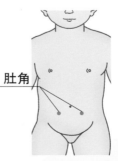

肚角：脐下 2 寸，前正中线旁开 2 寸。

·虚寒腹痛·

【症状】

腹痛绵绵，时作时止，痛处喜温喜按，面色苍白，精神倦怠，手足清冷，饮食较少，或食后作胀，大便稀溏，唇色淡白。

【步骤】

1 大人用拇指给小儿补脾经 5 分钟。

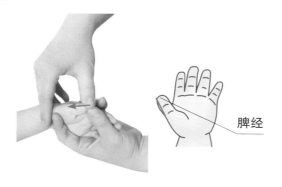

脾经： 在拇指桡侧缘赤白肉际处。

2 大人用拇指揉小儿二人上马约 5 分钟。

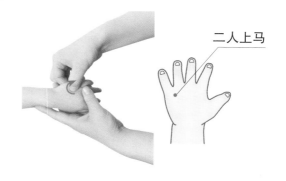

二人上马

二人上马： 掌背部，无名指与小指掌骨之间的凹陷中。

3 大人用食指、中指指面，沿小儿三关从腕推向肘，重复约 2 分钟（200 次）。

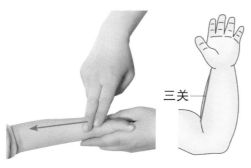

三关

三关： 前臂桡侧，阳池到曲池所成的一直线。

4 大人用拇指指腹揉小儿外劳宫 1 ～ 2 分钟（100 ～ 200 次）。

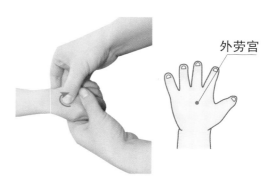

外劳宫

外劳宫： 在手背，第 2、第 3 掌骨之间，掌指关节后约 0.5 寸处。

5 大人用中指指端给小儿揉中脘约 1 分钟。

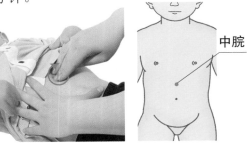

中脘

中脘：在上腹部，前正中线上，脐中上方 4 寸。

6 大人用指腹给小儿揉脐 2～3 分钟。

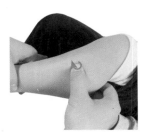

7 大人用拇指按揉小儿腿部足三里 3 分钟。

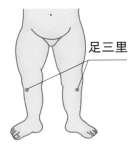

足三里

足三里：在小腿前外侧，外膝眼（犊鼻）下 3 寸，胫骨前缘外侧约一横指处。

治疗小儿腹痛的 食疗验方

茴香蛋 ▶

此食疗方有理气和胃、温中散寒止痛的功效。小茴香理气和胃、散寒止痛，炮姜温中止痛。

材料：小茴香 10 克，炮姜 8 克，鸡蛋 2 个。

做法：小茴香、炮姜加水煎煮，打入鸡蛋 2 个即可。

适用：适用于 12 个月以上的小儿，腹痛，痛处喜欢温热，手脚发凉。

砂仁莲子粥 ▶

此粥有和胃理气、温脾止泻止痛的功效。砂仁化湿开胃、温脾止泻，莲子补脾止泻。

材料：砂仁 5 克，莲子 20 克，粳米 50 克。

做法：砂仁、莲子、粳米加水，熬煮至米烂即可。

适用：适用于 12 个月以上的小儿，腹痛，痛处喜欢温热，手脚发凉，进食后腹胀，大便稀。

预防和治疗小儿腹痛的 关键

① 不合理的饮食习惯是导致腹痛的主要原因，因此，家长要在小儿的饮食方面多注意，不要让小儿过食生冷瓜果及油腻、煎炸食品，多食新鲜蔬菜。

② 腹痛患儿要注意保暖，避免受外邪侵袭，饮食有节。

病案举例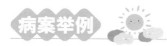

【病案一】

乔某，女，5岁。腹部胀痛。因白天过生日高兴，饮食过急过饱，晚上出现腹部胀痛，不让按腹，大便后疼痛减轻，呕吐1次，吐物酸臭，晚上睡不安稳，哭闹，大便干，小便少。精神可，面白，苔多厚腻。

辨证属食积腹痛，治宜消食导滞，行气止痛。给予补脾经、揉板门、清大肠、运内八卦、揉中脘、揉天枢、分推腹阴阳、拿肚角等治疗1次后，症状稍缓解。继续上述操作治疗2次后腹痛症状好转，嘱近期饮食宜清淡少量。

【病案二】

孙某，女，3岁。腹痛近半个月。家长说孩子近一个月来爱喝冷饮，近半个月腹痛，阵阵发作，喜按，手脚发凉，大便稀，小便淡。精神可，面白，舌淡红，苔多白滑。

辨证属寒积腹痛，治宜温中散寒，理气止痛。给予补脾经、揉外劳宫、推三关、摩腹、揉脐、揉一窝风、拿肚角等治疗3次后，腹痛减轻，手脚转暖。

【病案三】

刘某，男，3岁。腹痛加重1周。孩子自幼体弱多病，经常因感冒而致腹痛加重，最近1周因咳嗽而致腹痛加重，经某医院诊断为"肠系膜淋巴结炎"，已静脉滴注头孢类药3天，症状不减，咳嗽时尤甚，不爱吃饭，大便偏干，小便正常，睡觉不安稳。精神差，脸色黄，唇色淡白，手脚冰凉，舌红苔白。

辨证属虚寒腹痛，治宜温中补虚，缓急止痛。给予分阴阳、运内八卦、补脾经、揉二人上马、推三关、揉外劳宫、揉中脘、摩腹、按揉足三里、捏脊等治疗3次后，腹痛症状好转。继续治疗5次后饮食量增加且食后再无腹胀症状，手足转暖。嘱患儿家长少给患儿食生冷瓜果。

呕吐

【强脾胃，调寒热，理气，止呕】

呕吐是指胃内容物或一部分小肠内容物，通过食管逆流出口腔的一种复杂的反射动作，是小儿常见的一种消化道症状。严重的呕吐常使体液丧失过多，出现气阴亏损。长期反复呕吐，可导致脾胃虚弱、气血不足等后果。常见症状为食后呕吐，吐物酸臭或伴有清稀黏液，时有恶心、嗳气、脘腹胀满、精神萎靡、面色苍白或面红耳赤、不愿进食等。

> 小儿在哺乳后乳汁自口角唇边流出，称为溢乳。多因哺乳过急过多所致，一般不视为疾病。

呕吐产生的 原因

现代医学认为，呕吐可由许多疾病（如胃肠道疾患、发热、颅内感染）、药物以及食物中毒等引起。

中医学认为，外感风寒、热邪犯胃、内伤饮食、胃虚夹热、胃阳亏虚以及脾胃虚寒等原因均可引起胃失和降、胃气上逆而致呕吐。

引起呕吐的原因很多，呕吐又常为某些急性传染病（如流行性乙型脑炎）和某些急腹症（如肠梗阻、肠套叠）的先兆症状，治疗时必须注意鉴别，查明病因，不能单纯见吐止吐，以免贻误病情。

家长应知的 简易辨别方法

呕吐

伤食吐	吃得过多导致呕吐频繁，不爱吃饭，口臭，大便量多，气味酸臭，肚子胀，吐后感到舒服，矢气臭
寒吐	由于吃了过多生冷的食物，呕吐清稀黏液，没有臭味，脸色白，手脚不热，肚子痛且喜欢温暖，有肠鸣音，大便稀，小便多而清澈
热吐	由于吃了较多煎炸油腻食物，吃了就吐，呕吐物酸臭或为黄水，身热，口渴，唇红，烦躁，大便稀而臭或者便秘，小便黄而少

治疗小儿呕吐的 基本手法

【治疗流程】

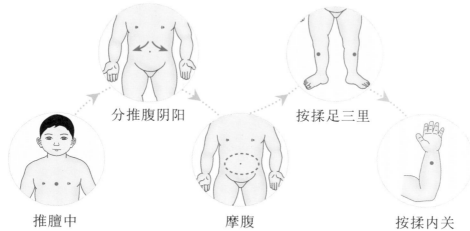

推膻中 → 分推腹阴阳 → 摩腹 → 按揉足三里 → 按揉内关

【疗程】

每日 1 次，每次 10 分钟，3 次为 1 个疗程。

注意事项

- 小儿推拿的手法应轻重适宜，不要让小儿觉得不舒服。
- 推拿时，室内温度应在 24℃ 以上，防止小儿着凉。

【步骤】

1 让小儿躺好，露出腹部，大人用拇指推膻中 1～3 分钟。

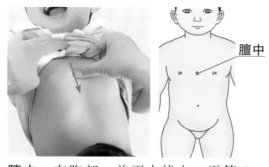

膻中：在胸部，前正中线上，平第 4 肋间，两乳头连线中点处。

2 让小儿躺好，露出腹部，大人用双手拇指指端沿肋弓角边缘或自中脘至脐，向两旁分推 100～200 次（分推腹阴阳）。

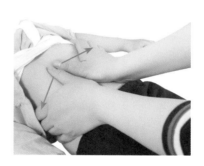

3 大人用掌心给小儿顺时针、逆时针各摩腹约1分钟。

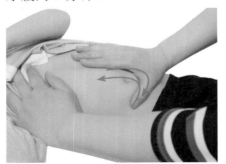

4 大人用拇指按揉小儿腿部足三里3分钟。

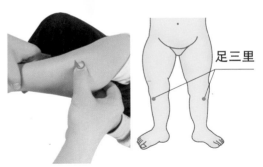

足三里

足三里：在小腿前外侧，外膝眼（犊鼻）下3寸，胫骨前缘外侧约一横指处。

5 大人用拇指按揉小儿内关约1分钟。

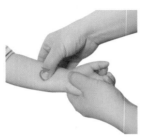

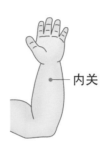

内关

内关：在小臂掌侧，腕横纹直上2寸，掌长肌腱与桡侧腕屈肌腱之间。

不同证型的 治疗手法

·伤食吐·

【症状】

呕吐频繁，口气臭秽，呕吐物常伴未消化的乳块或食物残渣，大便量多，气味酸臭，或溏或秘，腹部胀满，吐后则舒，嗳腐厌食，矢气恶臭，舌质淡，苔厚腻。

【步骤】

1 大人用拇指给小儿补脾经1分钟（100次）。

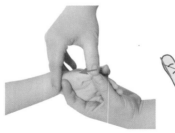

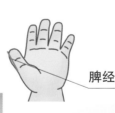

脾经

脾经：在拇指桡侧缘赤白肉际处。

2 大人用拇指揉小儿板门 2～3 分钟。

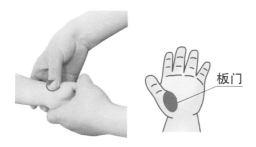

板门：手掌拇指本节后，鱼际肉处。

3 大人用食指侧面给小儿直推清大肠约 2 分钟（200 次）。

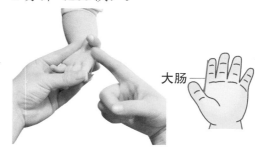

大肠：食指桡侧缘，自食指尖至虎口所成的一直线。

4 大人用拇指或食、中指指面给小儿退六腑 2～3 分钟（200～300 次）。

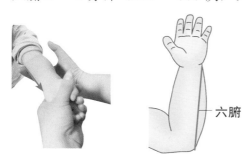

六腑：前臂尺侧，阴池至肘肘所成的一直线。

5 大人用中指指端给小儿揉中脘约 1 分钟。

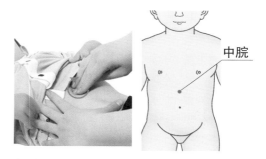

中脘：在上腹部，前正中线上，脐中上方 4 寸。

·寒吐·

【症状】

起病较缓，呕吐乳食不化，呈清稀黏液，无臭味，精神不振，面色苍白，四肢欠温，腹痛喜暖，肠鸣，大便溏薄或夹不消化食物，小便清长，舌质淡，苔薄白。

【步骤】

1 大人用拇指给小儿补脾经 3 分钟（300 次）。

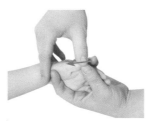

脾经：在拇指桡侧缘赤白肉际处。

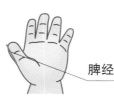

2 大人用拇指推小儿板门1分钟。

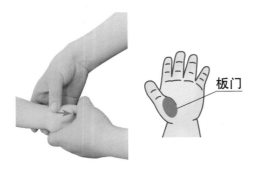

板门： 手掌拇指本节后，鱼际肉处。

3 大人用拇指指腹揉小儿外劳宫约1分钟。

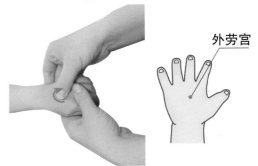

外劳宫： 在手背，第2、第3掌骨之间，掌指关节后约0.5寸处。

4 大人用食指、中指指面，沿小儿三关从腕推向肘，重复约3分钟（300次）。

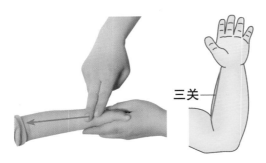

三关： 前臂桡侧，阳池到曲池所成的一直线。

5 大人用食指、中指指面揉小儿关元1分钟。

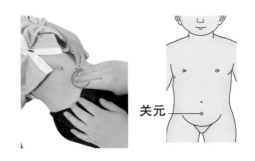

关元： 在下腹部，前正中线上，脐中下方3寸。

6 大人用手掌快速横擦小儿肩背、腰部100次，以透热为度。

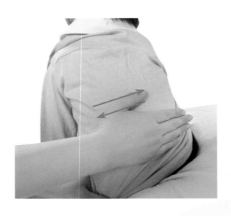

·热吐·

【症状】

食入即吐，呕吐物酸臭或为黄水，身热，口干口渴，口唇色红，烦躁不安，胃脘胀痛，大便稀薄臭秽或秘结不通，小便色黄量少，舌质红，苔黄。

【步骤】

1　大人用拇指给小儿清脾经1分钟（100次）。

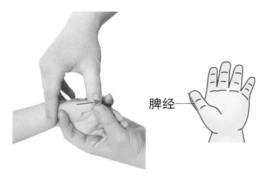

脾经： 在拇指桡侧缘赤白肉际处。

2　大人用食指侧面给小儿直推清小肠约2分钟（200次）。

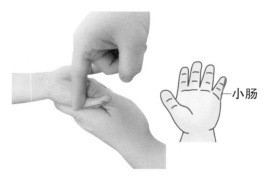

小肠： 小指尺侧边缘，自指尖到指根所成的一直线。

3　大人用食指侧面给小儿直推清大肠约2分钟（200次）。

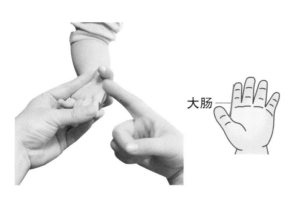

大肠： 食指桡侧缘，自食指尖至虎口所成的一直线。

4　大人用拇指或食、中指指面给小儿退六腑2～3分钟（200～300次）。

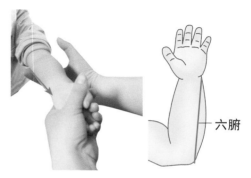

六腑： 前臂尺侧，阴池至肘肘所成的一直线。

5 大人用食指推小儿四横纹3～5分钟。

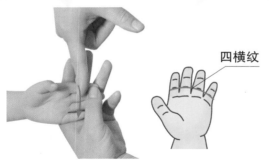

四横纹：在手掌面，食指、中指、无名指、小指第1指间关节横纹处。

6 大人用拇指、食指指端揉小儿天枢约1分钟。

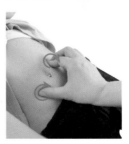
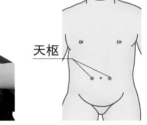

天枢：在中腹部，脐中旁开2寸。

7 大人用食指、中指指腹给小儿推下七节骨3分钟。

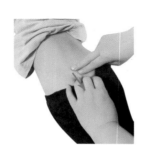
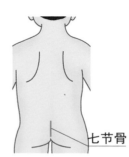

七节骨：命门至尾椎骨端（长强）所成的一直线。

治疗小儿呕吐的 食疗验方

萝卜子饮 ▶

此饮有降气止呕的功效。萝卜子有消食除胀、降气化痰的作用。

材料： 萝卜子30克。

做法： 将萝卜子微炒，加水煎服。

适用： 因面食及豆类所伤，引起的小儿呕吐。少量多次服。

萝卜汁 ▶

此饮有降气止呕的功效。白萝卜有促消化、止咳化痰的作用。

材料： 白萝卜1个。

做法： 将白萝卜洗净，切成碎块，捣烂，榨汁，隔水炖熟。

适用： 因面食及豆类所伤，引起的小儿呕吐。每次15毫升，每日数次。

麦芽鸡内金饮 ▶

此饮有消除各种消化不良的症状，减轻腹胀的功效。鸡内金有健胃消食的作用，炒麦芽有健脾开胃、行气消食的作用。

材料： 炒麦芽 15 克，鸡内金 10 克。

做法： 将炒麦芽、鸡内金放入锅中，加水煎好。

> **适用：** 适合 8 个月以上的小儿，吃得过多或过食油腻食物，而引起的呕吐、口臭、大便不成形、腹胀。

茴香粥 ▶

此粥有理气和胃、开胃进食、止呕吐的功效。小茴香具有理气和胃、散寒止痛的作用。

材料： 小茴香 3 ～ 5 克，大米适量。

做法： 大米洗净，加适量水，文火煮成粥，调入小茴香至沸腾数次，早晚温服。

> **适用：** 适合 8 个月以上的小儿，因着凉或过食生冷食物，引起的呕吐、大便稀、手脚凉、腹痛。

预防和治疗小儿呕吐的 关键

① 呕吐时，家长要立即将仰卧位儿童的头侧向一边，以免呕吐物呛入气管引起吸入性肺炎。

② 患儿呕吐后及时清洁口腔，用温水给孩子漱口，保持口腔清洁。

③ 在短时间内不要进食，等孩子身体舒服一些，再给予流质、易消化、清淡的食物。喝水也要多次少量，不能一次喝太多水。呕吐次数太多，可以适当给予口服补液盐。

④ 严重呕吐可导致体液失衡、代谢紊乱，应该及时就医，避免延误病情。如果有以下症状，要马上到医院诊治：剧烈呕吐，呈喷射状，还常伴有神志的变化；呕吐伴阵发性腹痛、腹胀、大便不通的症状。

【病案一】

谢某，女，1岁半。食欲差1年余，伴呕吐、不进食2天。食入即吐，伴腹泻，日2~3次，大便呈蛋花样，大便色黄质稀，小便色黄，睡眠差。精神差，面色黄，口气重，腹胀，舌淡红，苔黄腻。

辨证属伤食吐，治宜消食导滞、和中降逆。给予补脾经、揉中脘、按揉足三里、揉板门、运内八卦、掐四横纹、捏脊等治疗3次，呕吐、食欲差症状减轻。继续上述操作治疗2次，痊愈。

【病案二】

徐某，女，5岁。时而呕吐近1个月。平素喜食冷饮，近1个月常呕吐，吐不消化食物，无臭味，腹痛喜暖。精神差，面色白，手脚不温，舌质淡，苔薄白。

辨证属寒吐，治宜温中散寒、和胃降逆。给予补脾经、揉外劳宫、推板门、推三关、揉中脘等治疗3次，呕吐较前减轻，饮食好转，大便成形。嘱患儿少吃冷饮，注意饮食调整，配合上述操作治疗10次，呕吐症状消除，饮食大增。

【病案三】

赵某，男，4岁。进食后呕吐2天。平素喜吃油炸食品，近2天出现进食后呕吐，腹部胀痛，呕吐物酸臭，身热烦躁，口渴欲饮，大便干，小便黄。面红，口唇干，舌红，苔黄。

辨证属热吐，治宜清热和胃、降逆止呕。给予清脾经、清胃经、清大肠、退六腑、运内八卦、推板门、推下七节骨等治疗3次，呕吐等症状减轻。嘱患儿平素少吃油炸食品，继续上述操作治疗2次，痊愈。

腹泻

【强脾胃，祛风寒，除湿热，止泻】

小儿腹泻以大便次数比平时增多及大便性状有改变（如稀便、水样便、黏液便或脓血便）为特点，尤其 6 个月至 2 岁婴幼儿的发病率较高，为儿科重点防治的四大病之一。小儿腹泻是小儿营养不良、生长发育障碍及死亡的主要原因之一。在我国，虽然由于小儿营养情况及医疗条件的改善，由腹泻引起的死亡率明显地下降了，但其发病率仍高。

本病相当于现代医学的小儿消化不良性腹泻、小儿肠炎、小儿肠功能紊乱等疾病。根据腹泻性质不同，可分为单纯型（轻症）和中毒型（重症）两种。中毒型症状较为危急，可逐渐出现脱水、酸中毒，一定要及时就医。

腹泻产生的 原因

小儿腹泻是一组由多病原、多因素引起的小儿常见病，多发生在夏秋季节。

脾胃运化失职，不能腐熟水谷，水反为湿，谷反为滞，水谷不分，合污并下而成腹泻。

中医学认为，小儿脾常不足，易因乳食不节或不洁，或感受风寒、暑湿等外邪损伤脾胃，或因先天禀赋不足、后天失养、久病不愈等致脾胃虚弱或脾肾阳虚。

现代医学认为，小儿腹泻产生的原因主要如下：

感染性腹泻：小儿吃了不洁的食物，导致的细菌性感染。

环境因素：天气变化等。

乳糖不耐受：小儿肠道菌群不够完善，导致对奶液接受度较低。尤其是冻奶或是放到冰箱保存的母乳，因酶类活性的变化，易导致小儿腹泻。

家长应知的 简易辨别方法

腹泻

伤食泻 肚子胀痛，大便后疼痛减轻，大便酸臭，口吐酸水，想吐，不爱吃饭，睡不好觉，苔厚腻或黄

风寒泻 大便稀，有泡沫，不臭，怕冷发热，苔白腻

湿热泻 肚子胀痛，大便水样，量多次频，气味臭，口渴，手足心热

脾虚泻 大便稀，多吃了东西后就拉，大便不臭，面色黄，偏瘦，倦怠，舌淡苔白

脾肾阳虚泻 一直拉，吃了东西就拉，大便稀，有不消化物，四肢冷，面色㿠白，精神差，睡觉时露睛，舌淡苔白

治疗小儿腹泻的 基本手法

【治疗流程】

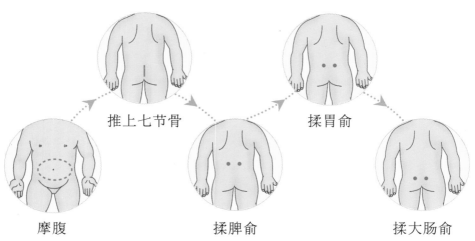

摩腹 → 推上七节骨 → 揉脾俞 → 揉胃俞 → 揉大肠俞

【疗程】

以上手法操作 15 ～ 20 分钟，每日 1 次，3 次为 1 个疗程。

注意事项

● 操作手法要柔和适宜，先慢后快，先轻后重。

● 力求着力均匀，轻而不浮，重而不滞，快而不乱，慢而不涩。

● 切勿擦伤患儿皮肤；强刺激手法要最后操作，以免患儿哭闹影响后面的治疗。

【步骤】

1 小儿仰卧，大人手掌按顺时针方向，揉摩小儿整个腹部5分钟。

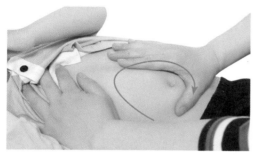

2 大人用食指、中指指腹给小儿推上七节骨3分钟。

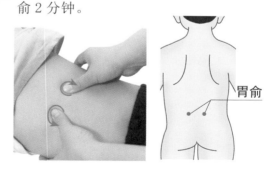

七节骨：命门至尾椎骨端（长强）所成的一直线。

3 小儿俯卧，大人用双手拇指揉小儿脾俞2分钟。

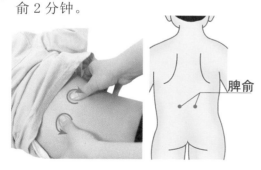

脾俞：在背部，第11胸椎棘突下，后正中线旁开1.5寸。

4 小儿俯卧，大人用双手拇指揉小儿胃俞2分钟。

胃俞：在背部，第12胸椎棘突下，后正中线旁开1.5寸。

5 小儿俯卧，大人用拇指交替揉小儿大肠俞各2分钟。

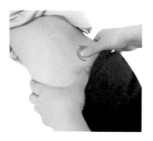

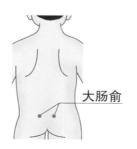

大肠俞：在腰部，第4腰椎棘突下，后正中线旁开1.5寸。

不同证型的 治疗手法

·伤食泻·

【症状】

　　脘腹胀满，腹部作痛，痛则欲泻，泻后痛减，大便酸臭，或如败卵，嗳气酸馊，或欲呕吐，不思乳食，夜卧不安，舌苔厚腻，或微黄。

【步骤】

1　大人用拇指给小儿补脾经5分钟。

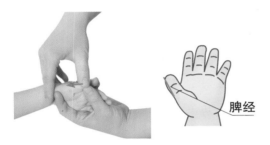

脾经： 在拇指桡侧缘赤白肉际处。

2　大人用食指侧面给小儿直推清大肠约4分钟（400次）。

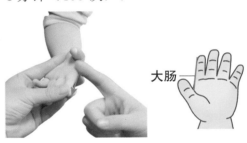

大肠

大肠： 食指桡侧缘，自食指尖至虎口所成的一直线。

3　大人用拇指揉小儿板门2～3分钟。

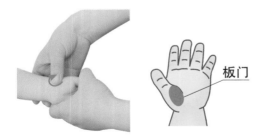

板门

板门： 手掌拇指本节后，鱼际肉处。

4　大人用拇指在小儿手掌面运内八卦，顺时针方向圆圈推动2～3分钟（200～300次）。

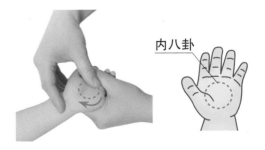

内八卦

内八卦： 在手掌面，以掌心为圆心，圆心至中指根距离2/3为半径之圆周即为内八卦。

5　大人用中指指端给小儿揉中脘 2～3
　分钟。

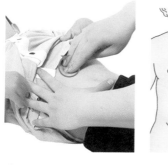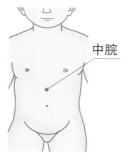

中脘：在上腹部，前正中线上，脐中
上方 4 寸。

6　大人用掌心给小儿摩腹 2～3 分钟
　（200～300 次）。

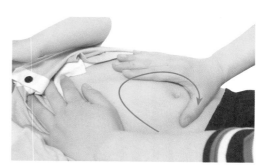

7　大人用拇指、食指指端揉小儿天枢
　2～3 分钟。

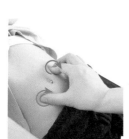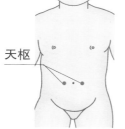

天枢：在中腹部，脐中旁开 2 寸。

8　大人用指腹揉小儿龟尾 2～3 分钟。

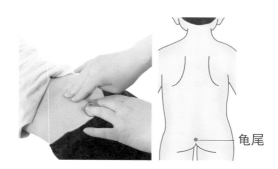

龟尾：尾椎骨端（相当于长强）。

·风寒泻·

【症状】

　　泄泻清稀，大便中有泡沫，臭气不甚，肠鸣腹痛，或兼恶寒发热，舌苔白腻。

【步骤】

1　大人用拇指给小
　儿补脾经 3 分钟
　（约 300 次）。

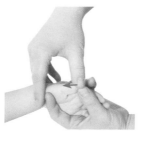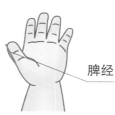

脾经：在拇指桡
侧缘赤白肉际处。

2 大人用拇指指腹揉小儿一窝风2～3分钟。

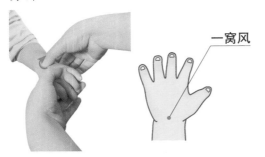

一窝风：手背，腕横纹正中凹陷处。

3 大人用拇指指腹揉小儿外劳宫2～3分钟。

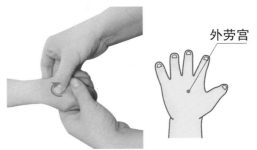

外劳宫：在手背，第2、第3掌骨之间，掌指关节后约0.5寸处。

4 大人用指腹给小儿揉脐2～3分钟。

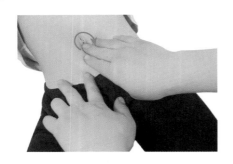

5 大人用指腹揉小儿龟尾2～3分钟。

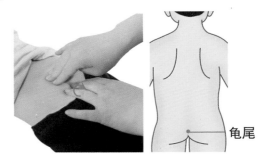

龟尾：尾椎骨端（相当于长强）。

6 大人用拇指按揉小儿腿部足三里3分钟。

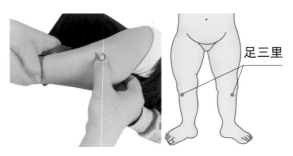

足三里：在小腿前外侧，外膝眼（犊鼻）下3寸，胫骨前缘外侧约一横指处。

·湿热泻·

【症状】

　　泻下稀薄，水分较多，粪色深黄而臭，或见适量黏液，腹部时感疼痛，食欲缺乏，肢体倦怠，发热或不发热，口渴，小便短黄，舌苔黄腻。

【步骤】

1 大人用食指侧面给小儿直推清大肠约
3 分钟（300 次）。

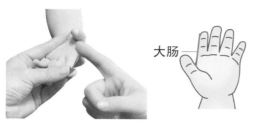

大肠： 食指桡侧缘，自食指尖至虎口
所成的一直线。

2 大人用拇指指腹给小儿清胃经约 2 分
钟（200 次）。

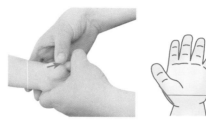

胃经： 大鱼际桡侧缘赤白肉际由掌
根至拇指根成一直线。

3 大人用食指侧面给小儿直推清小肠约
2 分钟（200 次）。

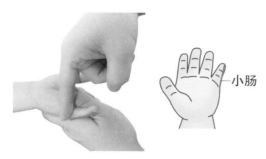

小肠： 小指尺侧边缘，自指尖到指根
所成的一直线。

4 大人用拇指或食、中指指面给小儿退
六腑 3 分钟（300 次）。

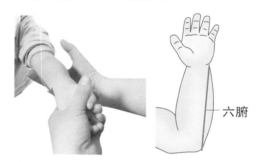

六腑： 前臂尺侧，阴池至肘肘所成的
一直线。

5 大人用拇指、食指指端揉小儿天枢
2 ~ 3 分钟。

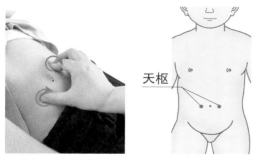

天枢： 在中腹部，脐中旁开 2 寸。

6 大人用指腹揉小儿龟尾 2 ~ 3 分钟。

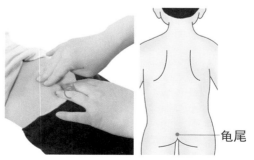

龟尾： 尾椎骨端（相当于长强）。

【症状】

　　大便稀溏，多见食后作泻，色淡不臭，时轻时重，面色萎黄，肌肉消瘦，神疲倦怠，舌淡苔白，且易反复发作。

【步骤】

1　大人用拇指给小儿补脾经5分钟。

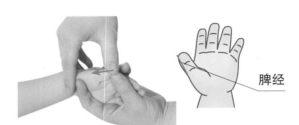

脾经：在拇指桡侧缘赤白肉际处。

2　大人用食指侧面给小儿直推补大肠约2分钟（200次）。

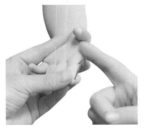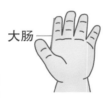

大肠：食指桡侧缘，自食指尖至虎口所成的一直线。

3　大人用食指、中指指面，沿小儿三关从腕推向肘，重复约2分钟（200次）。

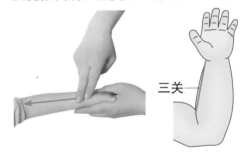

三关：前臂桡侧，阳池到曲池所成的一直线。

4　小儿仰卧，大人用掌在其脐部及周围揉2～3分钟，以小儿腹部有温热感为宜。

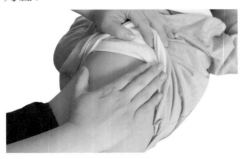

5　大人用指腹给小儿揉脐2～3分钟。

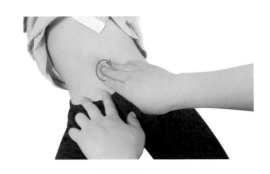

6 大人用食指、中指指腹给小儿推上七
节骨 2 ～ 3 分钟。

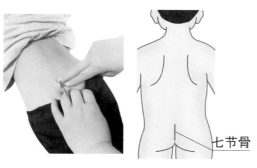

七节骨：命门至尾椎骨端（长强）所
成的一直线。

7 大人用指腹揉小儿龟尾 2 ～ 3 分钟。

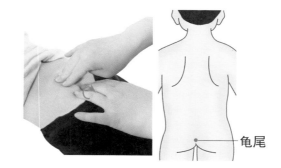

龟尾：尾椎骨端（相当于长强）。

8 小儿俯卧，大人
自下而上给小儿
捏脊 3 ～ 5 次。

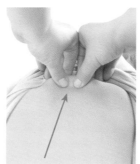

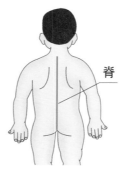

脊：脊背的正中
线，从尾骨部起
至第 7 颈椎。

·脾肾阳虚泻·

【症状】

　　久泻不止，食入即泻，粪质清稀，完谷不化，或见脱肛，形寒肢冷，面色㿠白❶，
精神萎靡，睡时露睛，舌淡苔白，脉细弱。

【步骤】

1 大人用拇指给小
儿补脾经 3 分钟
（300 次）。

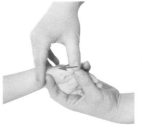

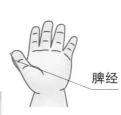

脾经：在拇指桡侧缘
赤白肉际处。

❶面色㿠白：面部白得发亮，没血色。

2 大人用拇指揉小儿二人上马约5分钟。

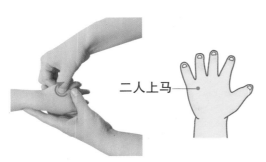

二人上马：掌背部，无名指与小指掌骨之间的凹陷中。

3 大人用拇指指腹揉小儿外劳宫2～3分钟（200～300次）。

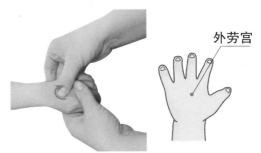

外劳宫：在手背，第2、第3掌骨之间，掌指关节后约0.5寸处。

4 大人用拇指在小儿手掌面运内八卦，顺时针方向圆圈推动2～3分钟（200～300次）。

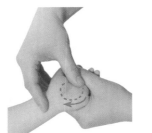

内八卦：在手掌面，以掌心为圆心，圆心至中指根距离2/3为半径之圆周即为内八卦。

5 大人用食指、中指指腹给小儿推上七节骨3分钟。

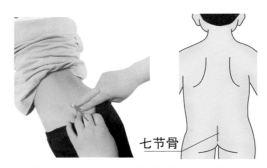

七节骨：命门至尾椎骨端（长强）所成的一直线。

6 大人用指腹揉小儿龟尾2～3分钟。

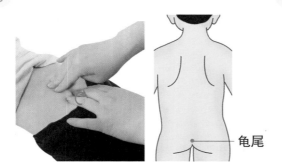

龟尾：尾椎骨端（相当于长强）。

7 大人用指腹给小儿揉脐2～3分钟。

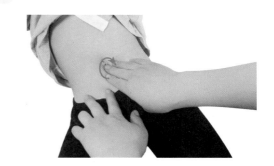

治疗小儿腹泻的 **食疗验方**

八宝粥 ▶

此粥有健脾益气、固涩肠胃、止泻的功效。扁豆有健脾祛湿、止泻的作用，茯苓、白术有健脾祛湿的作用，山药、太子参有健脾益气的作用，芡实有健脾的作用，炒薏苡仁有祛湿的作用，莲肉有补脾止泻的作用。

材料： 茯苓、太子参、白术、扁豆、芡实、山药、莲肉、炒薏苡仁各10克，糯米50克。

做法： 取茯苓、太子参、白术、扁豆，加水煎汤，去渣取汁，加芡实、山药、莲肉、炒薏苡仁、糯米煮粥食用。

适用： 适用于12个月以上的小儿，因脾虚引起的腹泻。

莱菔内金山药粥 ▶

此粥有消食化积、健脾涩肠的功效。莱菔子有消食除胀的作用，鸡内金有健胃消食的作用，山药有健脾益气的作用。

材料： 莱菔子9克，鸡内金6克，山药、白糖各适量。

做法： 将山药研成粉末，加入莱菔子、鸡内金的煎液中煮沸成粥，调入白糖服食。

适用： 适用于8个月以上的腹泻小儿，因伤食引起的腹部胀痛，腹痛时就想大便，大便后疼痛减轻，大便酸臭。1周岁以内小儿日服10克，分2~3次煮粥服食；1周岁以上小儿酌情加量，连服3~5日。

山药蛋黄粥

> 此粥有补中益气、固涩肠胃、止泻的功效。山药有健脾益气的作用，鸡蛋黄有养血滋阴的作用，久泄加鸡蛋黄疗效更好。

材料： 山药 500 克，鸡蛋黄 2 个。

做法： 取山药去皮捣碎，加适量水，先用大火烧开后再用小火煮 10 分钟，再调入鸡蛋黄，再煮 3 分钟即可。

适用： 适用于 8 个月以上的小儿，因脾胃虚弱引起的腹泻，大便稀薄，吃了后就拉，大便不臭，脸色黄，倦怠。

扁豆茯苓车榴汤

> 此汤有健脾祛湿、止泻的功效。扁豆有健脾祛湿、止泻的作用，茯苓有健脾祛湿的作用，车前子有利尿祛湿止泻的作用，石榴皮有涩肠止泻的作用。

材料： 扁豆 30 克，茯苓 50 克，车前子 12 克，石榴皮 15 克。

做法： 取扁豆、茯苓、车前子用布包好，加上石榴皮四味共入砂锅，适量水，煎汤服用。

适用： 适用于 2 岁以上小儿，因脾胃虚弱引起的腹泻，大便稀薄，吃了后就拉，大便不臭，脸色黄，倦怠。

预防和治疗小儿腹泻的 关键

① 小儿有腹泻的症状，但腹泻次数每天不超过 4 次，家长可以在家对其进行观察，对症按摩处理。一旦超过 4 次，且精神反应差、倦怠，请及时就医，查明原因对症治疗，特别是有感染因素的。

② 小儿腹泻时，要多喝水，适当口服补盐液。

③ 腹泻期间吃些易消化的食物，如米粥、苹果泥、土豆泥和软面包。

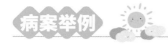

病案举例

【病案一】

孙某，男，4岁。腹泻3～4天。近3～4天来无明显诱因出现大便色黄质稀，每日4次，大便夹有食物残渣，气味酸臭、恶心、口臭、不爱吃饭，便前常有哭闹不安。精神可，舌苔厚腻。

辨证属伤食泻，治宜消食导滞、健脾和中。给予补脾经、清大肠、揉板门、运内八卦、揉天枢、揉中脘、揉龟尾、捏脊等治疗2次后症状好转，大便成形。饮食较前改善，继续上述操作2次以巩固疗效。

【病案二】

李某，女，3岁。腹泻2天。1天前去海边玩被风吹，流清涕，大便3次，大便稀色淡，带有泡沫，臭味较轻，小便清，口不渴。精神可，舌苔白腻。

辨证属风寒泻，治宜温阳散寒、化湿止泻。给予推三关、清天河水、揉外劳宫、补脾经、补大肠、摩腹、揉脐、推上七节骨、揉龟尾、捏脊等治疗2次后大便成形。又按上述操作治疗1次，痊愈。

【病案三】

吴某，男，2岁。腹泻4天。4天前开始腹泻，伴发热，体温39.3℃，无流涕、咳嗽症状，口服退热药，热退。大便中可见血丝及黏液，大便前烦躁，哭闹不安，进食少，小便短少，睡眠差。精神可，面红，肛门周边红，舌质红，苔黄腻。

辨证属湿热泻，治宜清热利湿、调中止泻。给予分阴阳、补脾经、清胃经、推板门、推四横纹、清大肠、退六腑、摩腹、揉脾俞、揉龟尾、捏脊等治疗5次，痊愈。

【病案四】

刘某，男，8个月。腹泻一月余，加重半个月。自加辅食后一直大便次数多，大便不成形，粪便中有不消化物。精神可，面白，手脚不温，舌质淡，苔薄白。

辨证属脾虚泻，治宜健脾益气、温阳止泻。给予补脾经、补大肠、推三关、摩腹、揉脐、推上七节骨、揉龟尾、捏脊等治疗2次，大便成形，饮食较前改善。嘱饮食调养，继续上述操作治疗1周，患儿症状好转，食量、大便正常。

便秘 【消食积，清肠热，理气，通便】

便秘是指大便干结，排便时间延长或排便不通畅。常见症状除大便难解外，还可见脘腹不适、胸部憋闷、饮食不香，甚至脾气暴躁、哭闹不宁等。

很多大人都用开塞露或肥皂水来缓解小儿的便秘，但这个方法只是通过刺激肠壁引起排便反射，治标不治本。如经常使用，直肠对开塞露或肥皂水的刺激会变得越来越不敏感。

便秘产生的 原因

小儿生活无规律和未养成按时排便的习惯，以致排便时难以形成条件反射。

饮食不节或病久造成营养不良，引起便秘。

常用泻剂导致胃肠功能紊乱而出现便秘。

母乳喂养不足，饮食以配方奶粉或牛奶为主，又没有注意添加有益排便的辅食，常在婴幼儿期就发生便秘。到学龄前期若以精细软类小儿食品为主食，或不习惯幼儿园全托环境故有大便常憋着，不规律地排便，使肠道功能紊乱，更容易发生便秘。

家长应知的 简易辨别方法

便秘

食积便秘 大便秘结，不爱吃饭，苔黄厚

燥热便秘 大便干，排出困难，肚子胀，呕吐，口臭，身热，舌苔黄

气滞便秘 嗳气，吃点东西就饱，想大便又感觉不通畅，严重时还会肚子痛，苔薄白

气虚便秘 没精神，面色㿠白，大便用力后出汗，疲倦，苔薄白

治疗小儿便秘的 基本手法

【治疗流程】

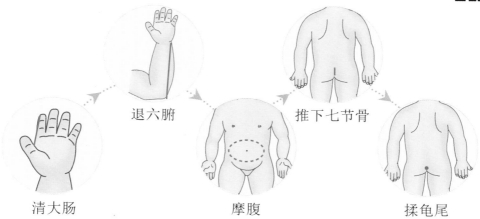

清大肠 → 退六腑 → 摩腹 → 推下七节骨 → 揉龟尾

【疗程】

每日 1 次，每次 10 ～ 15 分钟，5 次为 1 个疗程。

注意事项

- 小儿推拿的手法应轻重适宜，不要让小儿觉得不舒服。
- 推拿时，室内温度应在 24℃ 以上，防止小儿着凉。
- 本手法不宜在饭前空腹或饭后立即进行。

【步骤】

1　大人用食指侧面给小儿直推清大肠约 2 分钟（200 次）。

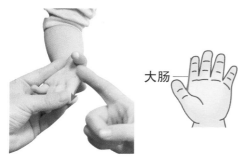

大肠： 食指桡侧缘，自食指尖至虎口所成的一直线。

2　大人用拇指或食、中指指面给小儿退六腑 2 ～ 3 分钟。

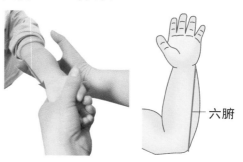

六腑： 前臂尺侧，阴池至肘肘所成的一直线。

3 小儿仰卧，大人手掌按顺时针方向，揉摩小儿整个腹部5分钟。

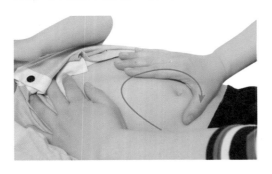

4 大人用食指、中指指腹给小儿推下七节骨❶3分钟。

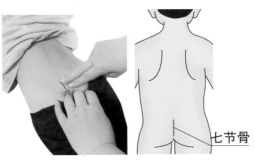

七节骨：命门至尾椎骨端（长强）所成的一直线。

5 大人用指腹揉小儿龟尾2～3分钟。

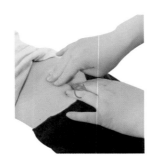

龟尾：尾椎骨端（相当于长强）。

不同证型的 治疗手法

·食积便秘·

【症状】

大便秘结，脘腹胀满，不思饮食，或恶心呕吐，或有口臭，手足心热，小便黄少，舌质红，苔黄厚。

【步骤】

1 大人用拇指或食、中指指面给小儿退六腑2～3分钟。

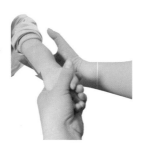

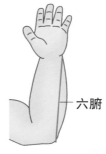

六腑：前臂尺侧，阴池至肘肘所成的一直线。

---

❶推上七节骨治疗腹泻，推下七节骨治疗便秘。

2　大人用食指侧面给小儿直推清大肠约
　　2分钟（200次）。

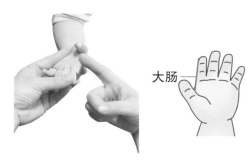

大肠：食指桡侧缘，自食指尖至虎口
所成的一直线。

3　大人用拇指指腹给小儿清胃经约3分
　　钟（300次）。

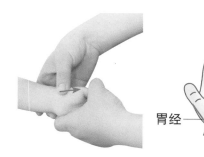

胃经：大鱼际桡侧缘赤白肉际由掌
根至拇指根成一直线。

4　小儿仰卧，大人手掌按顺时针方向，
　　揉摩小儿整个腹部2～3分钟。

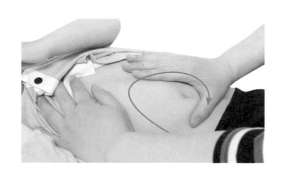

5　大人用拇指、食指指端揉小儿天枢
　　2～3分钟。

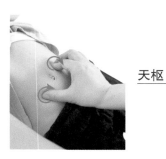

天枢：在中腹部，脐中旁开2寸。

6　大人用食指、
　　中指指腹给小
　　儿推下七节骨
　　2～3分钟。

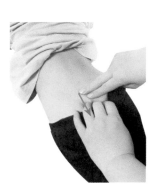

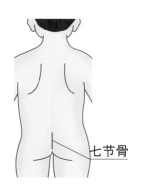

七节骨：命门至
尾椎骨端（长强）
所成的一直线。

【症状】

　　大便干结，排出困难，或腹胀不适，兼呕吐，或口臭口疮，面赤身热，苔黄燥。

【步骤】

1　大人用拇指或食、中指指面给小儿退六腑 2～3 分钟（200～300 次）。

2　大人用食指侧面给小儿直推清大肠约 2 分钟（200 次）。

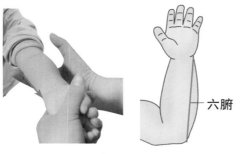

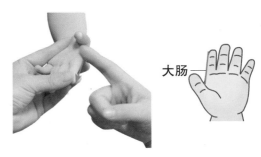

六腑： 前臂尺侧，阴池至肘肘所成的一直线。

大肠： 食指桡侧缘，自食指尖至虎口所成的一直线。

3　大人用指腹给小儿揉脐 2～3 分钟。

4　大人用拇指、食指指端揉小儿天枢 2～3 分钟。

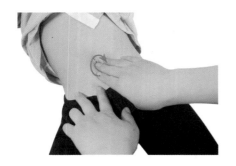

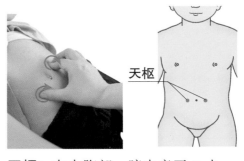

天枢： 在中腹部，脐中旁开 2 寸。

5　大人用掌心给小儿摩腹约 3 分钟（300 次）。

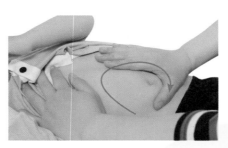

6 让小儿躺好，露出腹部，大人用双手拇指指端沿肋弓角边缘或自中脘至脐，向两旁分推 100 ~ 200 次（分推腹阴阳）。

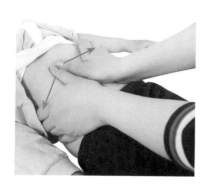

7 大人用食指、中指指腹给小儿推下七节骨 2 ~ 3 分钟。

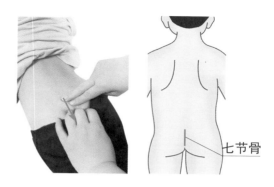

七节骨：命门至尾椎骨端（长强）所成的一直线。

·气滞便秘·

【症状】

胸胁胀满，嗳气频作，胃纳减少，欲便不通，甚则腹胀疼痛，舌红，苔薄白腻。

【步骤】

1 大人用拇指指腹给小儿清肝经约 2 分钟（200 次）。

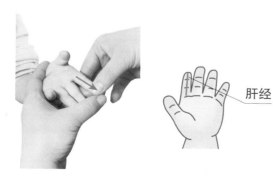

肝经：在食指掌面，自指尖至指根成一直线。

2 大人用拇指或食、中指指面给小儿退六腑 2 ~ 3 分钟（200 ~ 300 次）。

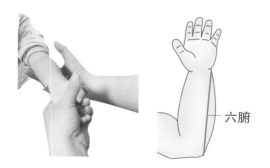

六腑：前臂尺侧，阴池至肘肘所成的一直线。

3 大人用食指侧面给小儿直推清大肠约 2 分钟（200 次）。

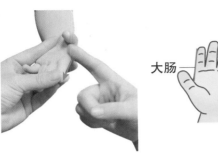

大肠： 食指桡侧缘，自食指尖至虎口所成的一直线。

4 大人用拇指在小儿手掌面运内八卦，顺时针方向圆圈推动 2 ～ 3 分钟（200 ～ 300 次）。

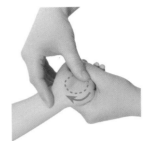

内八卦

内八卦： 在手掌面，以掌心为圆心，圆心至中指根距离 2/3 为半径之圆周即为内八卦。

5 大人用拇指、食指指端揉小儿天枢 2 ～ 3 分钟。

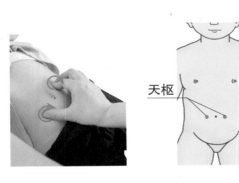

天枢

天枢： 在中腹部，脐中旁开 2 寸。

6 大人用掌心给小儿搓摩胁肋 2 ～ 3 分钟，以有热感为宜。

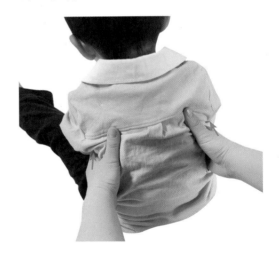

7 大人用食指、中指指腹给小儿推下七节骨 3 分钟。

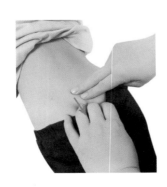

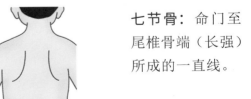

七节骨

七节骨： 命门至尾椎骨端（长强）所成的一直线。

·气虚便秘·

【症状】

神疲乏力，面色㿠白，时有便意，大便不干硬，但努挣乏力，用力则汗出短气，便后疲乏，舌淡苔薄。

【步骤】

1 大人用拇指给小儿补脾经 3 分钟（300 次）。

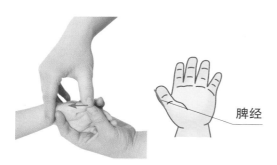

脾经： 在拇指桡侧缘赤白肉际处。

2 大人用食指侧面给小儿直推清大肠约 2 分钟（200 次）。

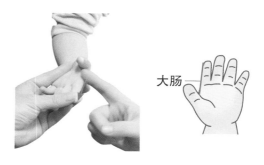

大肠： 食指桡侧缘，自食指尖至虎口所成的一直线。

3 大人用食指、中指指面，沿小儿三关从腕推向肘，重复约 2 分钟（200 次）。

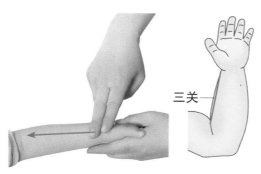

三关： 前臂桡侧，阳池到曲池所成的一直线。

4 大人用拇指揉小儿二人上马约 5 分钟。

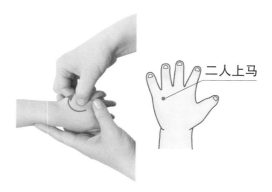

二人上马： 掌背部，无名指与小指掌骨之间的凹陷中。

5 大人用拇指按揉小儿腿部足三里2～3
分钟。

6 小儿俯卧，大人自下而上给小儿捏脊
3～5次。

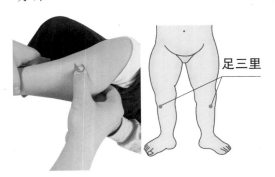

足三里：在小腿前外侧，外膝眼（犊
鼻）下3寸，胫骨前缘外侧约一横
指处。

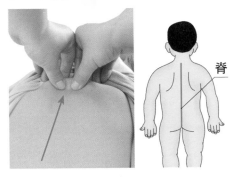

脊：脊背的正中线，从尾骨部起至第
7颈椎。

治疗小儿便秘的 食疗验方

红心萝卜汁

此饮有清热润肠的功效。红心萝卜有行气开
胃的作用，红心萝卜中的芥子油和粗纤维可促进
胃肠蠕动，红心萝卜中含有的糖化酶能分解食物
中的淀粉，帮助消化、增进食欲、利大小便。

材料：红心萝卜、白糖各适量。

做法：将红心萝卜洗净，放入榨汁机取汁，加入
适量白糖，共煮2～3分钟，温服。

适用：适用于6个月以上的
小儿，因积热引起的便秘，症
见大便干结、排出困难、腹胀、
口臭、身热。

松子仁粥

此粥有润肠通便的功效。松子中含有丰富的蛋白质、
不饱和脂肪酸、维生素E、钾、钙、镁、锰等营养元素，
能给机体提供丰富的营养物质，有润肠通便的作用。

材料：大米100克，松子仁30克，白糖适量。

做法：将大米洗净，加水煮粥，熟前放入松子仁，
煮至粥熟，加白糖食用。

适用：2岁以上的小儿，因
大肠内积结燥热引起的大便干
结、排出困难。

预防和治疗小儿便秘的 关键

① 家长要给孩子科学饮食，进食不足或者食物不当都可能造成孩子便秘，同时家长要帮助孩子养成良好的排便习惯。

② 如果小儿是因为各种疾病造成的排便困难，那就应该尽早治疗疾病，越早医治效果就越好，大人们一定不能掉以轻心。

③ 有些家长忍不住用手为小儿抠粪块，请一定要注意，只能用小手指，涂点凡士林等润滑剂后再操作，以免损伤小儿的肛门皮肤及肛门括约肌。

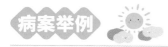

【病案一】

李某，男，3 岁。大便干结 3 天。3 天前吃烤肉过多，大便干结，口臭，不爱吃饭，腹胀，一吃饭就干呕，睡觉汗多，小便少。精神可，腹胀，手脚心热，舌红苔黄。

辨证属食积便秘，治宜消食导滞。给予摩腹、按揉足三里、运内八卦、清板门、清胃经、清大肠、退六腑、推下七节骨等治疗 2 次，大便排出 1 次，腹胀、吃饭差等症状较前减轻。嘱清淡饮食，继续上述操作治疗 2 次，痊愈。

【病案二】

时某，女，2 岁。大便干结难下 2 周。近 2 周出现大便干结，多 3 日一次，形如羊屎状，口臭，不爱吃饭，睡眠差。精神可，面色偏红，腹部左下部分可摸到条状粪块，腹胀，舌红，苔黄厚。

辨证属燥热便秘，治宜清热通便。给予清补脾经、清胃经、清板门、清大肠、清小肠、清天河水、摩腹、推下七节骨、揉龟尾等治疗 3 次，大便 2 次，改善。继续上述操作治疗 2 次，痊愈。

【病案三】

魏某，男，2 岁半。大便排出困难半年余。有慢性便秘史半年余，大便多 3 天一次，大便不干硬，但不易排出。精神可，面色白，身体瘦，手脚不温，舌淡苔薄。

辨证属气虚便秘，治宜益气养血、滋阴润燥。给予补脾经、清大肠、推三关、揉二人上马、揉肾俞、按揉足三里、捏脊等治疗 1 周，大便 2 天 1 次。嘱调整饮食，继续上述操作治疗 2 周，大便 1 天 1 次，饮食较前改善。

发热

【祛除外邪，清脏腑热，滋阴清热】

发热是指人体口腔温度＞37.5℃，或肛温＞38.0℃，或一天中体温波动超过1.0℃。小儿基础体温是指直肠温度。正常体温范围：肛温≤37.5℃，口温≤37.2℃，腋温≤37.0℃。发热是人体对致病因子的一种全身性防御反应，也是许多疾病的伴随症状。小儿一旦发热，可出现烦躁不安、呼吸急促、鼻翼扇动、精神萎靡、疲乏无力、不思饮食等，重者甚至会出现说胡话、抽搐等症状。

在正常情况下，小儿体温也可能有波动，如喝奶、吃饭、活动、哭闹、衣服过厚、室温过高等都可使小儿的体温有暂时性的升高。

发热产生的 原因

引起发热的疾病很多，通常可分为感染性和非感染性两大类。

中医小儿发热的原因有外感与内伤两大类。外感发热多是六淫外袭；内伤发热多是邪毒入里化热或者温热疫毒直中或者嗜食肥甘辛辣食物。

家长应知的 简易辨别方法

外感发热	发热，微微出汗，鼻塞流涕，咳嗽，喉咙痛，口干
肺胃实热	发热，脸红，嘴唇红，口干鼻干，口渴想喝水，呼吸急促，不想吃饭，大便干结，小便少而黄
阴虚内热	下午身上潮热或低热，身体瘦弱，不动出汗，睡觉出汗，烦躁，手脚心热，嘴唇干，不爱吃饭

降温的 物理方法

降温的物理方法较多，现在介绍最适合家庭使用的操作方法。

【步骤】

◎头部冷湿敷

1 用 20 ～ 30℃的冷水浸湿软毛巾后稍挤压，使毛巾不滴水。

2 折好毛巾置于前额，每 3 ～ 5 分钟更换一次。

◎温水擦拭或温水浴

用温湿毛巾擦拭小儿的头、腋下、四肢或洗个温水澡，擦拭时，水温不要过低，略低于体温即可。按照从上到下、从中间向两侧的方向进行擦拭。

注意事项

当身体出现发热症状时，即可开始进行物理降温。物理降温的目的是通过一系列的操作，使体温逐渐降低，从而缓解不适。一般来说，一次全面的物理降温操作可以让小儿的身体温度降低约 0.5℃，具体效果可能会因个体差异和发热程度而有所不同。

治疗小儿发热的 基本手法

【治疗流程】

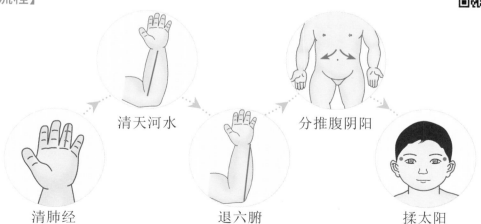

清肺经　→　清天河水　→　退六腑　→　分推腹阴阳　→　揉太阳

【疗程】

每天按摩 5 ～ 10 分钟即可，温度升高后，进行此操作。

发热时进行，以降温为度。

【步骤】

1　大人用食指侧面给小儿清肺经约 3 分钟（300 次）。

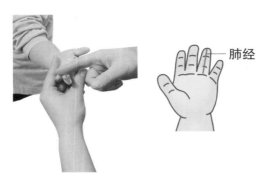

肺经：在无名指掌面，自指尖至指根成一直线。

2　大人用食、中指指面给小儿清天河水约 1 分钟（100 次）。

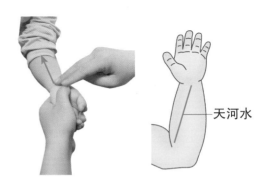

天河水：在前臂正中，总筋到洪池（曲泽）所成的一直线。

3　大人用拇指或食、中指指面给小儿退六腑约 3 分钟（300 次）。

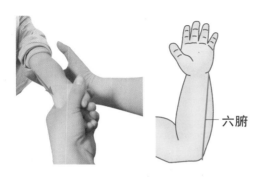

六腑：前臂尺侧，阴池至肘肘所成的一直线。

4　让小儿躺好，露出腹部，大人用双手拇指指端沿肋弓角边缘或自中脘至脐，向两旁分推 100 ～ 200 次（分推腹阴阳）。

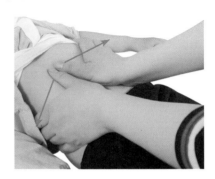

5 大人用拇指指端给小儿揉太阳约 1 分钟。

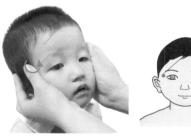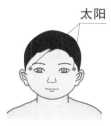

太阳： 在前额两侧，眉梢与外眼角之间，向后约 1 横指的凹陷处。

不同证型的 治疗手法

·外感发热·

【症状】

发热、微汗出、头痛、鼻塞、鼻流浊涕、咳嗽、痰黄稠、咽痛口干、舌质红、苔薄黄、脉浮数❶、指纹红紫色。

【步骤】

1 大人用双手拇指从下向上交替直推小儿天门 2～3 分钟。

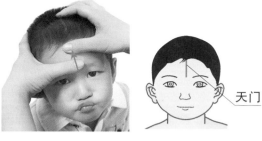

天门： 两眉中间（印堂）至前发际成一直线。

2 大人两手相对挟持小儿手部，两拇指由总筋向两旁分推（即分推大横纹、分阴阳）约 2 分钟（200 次）。

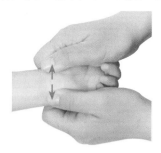

大横纹： 仰掌，掌后横纹。近拇指端称阳池，近小指端称阴池。

---

❶脉浮数：中医表述脉象的标准术语之一，即"脉象又表浅又快"。

3 大人用拇指指端给小儿揉太阳 2～3 分钟。

4 大人用食指侧面给小儿清肺经约 3 分钟（300 次）。

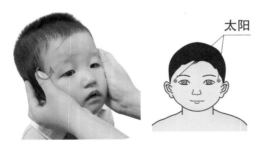

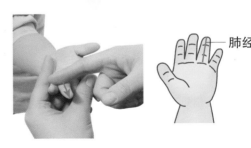

太阳：在前额两侧，眉梢与外眼角之间，向后约 1 横指的凹陷处。

肺经：在无名指掌面，自指尖至指根成一直线。

5 大人用食、中指指面给小儿清天河水 2～3 分钟（200～300 次）。

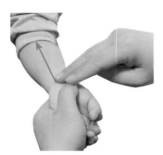

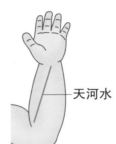

天河水：在前臂正中，总筋到洪池（曲泽）所成的一直线。

·肺胃实热·

【症状】

　　发热较重、面赤唇红、口鼻干燥、渴而引饮、气息喘急、不思饮食、大便秘结、小便短赤、舌质红、苔黄燥、脉数而实、指纹深紫。

【步骤】

1 大人用食指侧面给小儿清肺经约 3 分钟（300 次）。

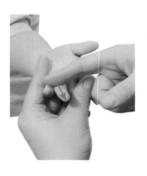

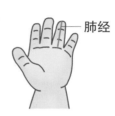

肺经：在无名指掌面，自指尖至指根成一直线。

2　大人用拇指指腹给小儿清胃经约 3 分钟（300 次）。

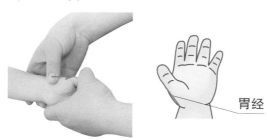

胃经： 大鱼际桡侧缘赤白肉际由掌根至拇指根成一直线。

3　大人用食指侧面给小儿直推清大肠约 2 分钟（200 次）。

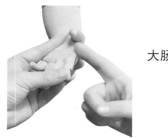

大肠： 食指桡侧缘，自食指尖至虎口所成的一直线。

4　大人用拇指揉小儿板门约 2 分钟（200 次）。

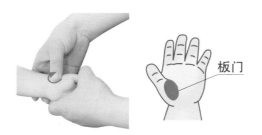

板门： 手掌拇指本节后，鱼际肉处。

5　大人用拇指在小儿手掌面运内八卦，顺时针方向圆圈推动约 2 分钟（200 次）。

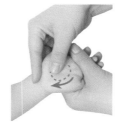
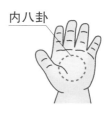

内八卦： 在手掌面，以掌心为圆心，圆心至中指根距离 2/3 为半径之圆周即为内八卦。

6　大人用食、中指指面给小儿清天河水 2～3 分钟（200～300 次）。

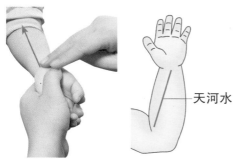

天河水： 在前臂正中，总筋到洪池（曲泽）所成的一直线。

7　大人用拇指或食、中指指面给小儿退六腑 2～3 分钟。

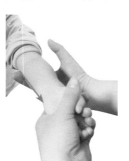
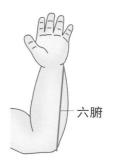

六腑： 前臂尺侧，阴池至肘肘所成的一直线。

8 大人用中指指端给小儿揉中脘约1分钟。

9 大人用拇指、食指指端揉小儿天枢约1分钟。

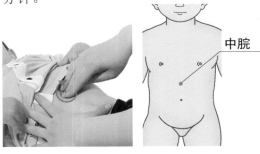

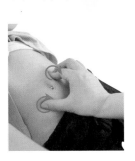

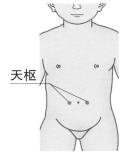

中脘：在上腹部，前正中线上，脐中上方4寸。

天枢：在中腹部，脐中旁开2寸。

·阴虚内热·

【症状】

午后潮热或低热，形瘦体弱、自汗盗汗、五心烦热、口唇干燥、食欲缺乏、舌红苔薄、脉细数、指纹淡紫。

【步骤】

1 大人用拇指给小儿补脾经5分钟。

2 大人用食指侧面给小儿清肺经约3分钟（300次）。

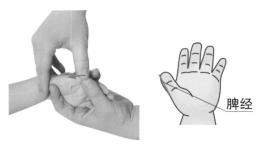

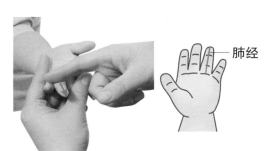

脾经：在拇指桡侧缘赤白肉际处。

肺经：在无名指掌面，自指尖至指根成一直线。

3 大人用拇指侧面给小儿直推补肾经约3分钟（300次）。

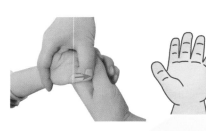

肾经：在小指掌面，自指尖至指根成一直线。

4 大人用拇指指腹给小儿清肝经约 2 分钟（200 次）。

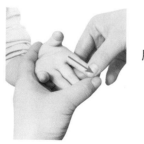 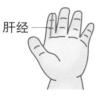

肝经

肝经：在食指掌面，自指尖至指根成一直线。

5 大人用拇指揉小儿二人上马约 3 分钟（300 次）。

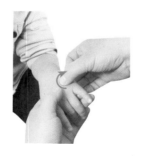 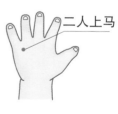

二人上马

二人上马：掌背部，无名指与小指掌骨之间的凹陷中。

6 大人用食、中指指面给小儿清天河水 2 ～ 3 分钟（200 ～ 300 次）。

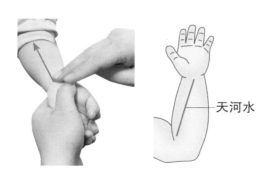

天河水

天河水：在前臂正中，总筋到洪池（曲泽）所成的一直线。

7 大人用拇指给小儿直推足底涌泉 50 次。

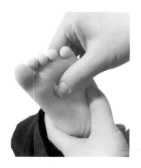 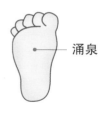

涌泉

涌泉：在足底，第 2、第 3 趾趾缝纹头端与足跟连线的前 1/3 处，即卷足时，足心前 1/3 的凹陷中。

8 大人用拇指按揉小儿腿部足三里 3 分钟。

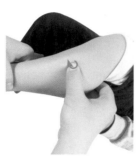 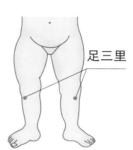

足三里

足三里：在小腿前外侧，外膝眼（犊鼻）下 3 寸，胫骨前缘外侧约一横指处。

含水类液体 ▶

频饮以退热。在发热时，体内水分被消耗，要保证及时补充水分。

材料： 如温开水、淡味果汁、奶等。

> **适用：** 适用于各年龄段小儿。

白米粥 ▶

频饮以退热。

材料： 大米适量。
做法： 将大米放入锅中，加入其重量 4 倍的水，大火煮开，小火熬煮成稀薄的粥。

> **适用：** 适用于 6 个月以上的小儿。

绿豆水 ▶

频饮以退热。

材料： 绿豆适量。
做法： 将绿豆放入锅中，加入大于其重量 4 倍的水，大火煮开，小火熬开花即可。

> **适用：** 适用于 8 个月以上的小儿。

预防和治疗小儿发热的 关键

① 高热并出现抽搐、胡言乱语等症状，要及时去医院诊治，以免误诊误治。
② 孩子在发热期间，要吃有营养且易于消化的食物，多喝水。
③ 平时要多带孩子进行户外活动，增强体质，提高免疫力。

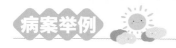**病案举例**

【病案一】

江某,女,2岁半。发热2天。发热前1天在外玩耍没怎么喝水,到家后发热,体温38.5℃左右,流黄鼻涕,打喷嚏,进食稍差,大便干,小便黄,睡觉不安稳。精神一般,前额热,咽红,扁桃体不大,舌质红、苔薄。

辨证属外感发热,治疗时宜清热解表、发散外邪。给予开天门、揉太阳、揉印堂、推坎宫、揉迎香、分阴阳、清肺经、清天河水、退六腑、捏挤大椎、拿肩井等对症治疗2次后患儿体温恢复正常,流涕、打喷嚏症状减轻。继续上述操作治疗2次痊愈。

【病案二】

徐某,男,5岁。发热3天。3天前因伤食而出现发热,38.5℃左右,呕吐,每日2～3次,呕吐物为不消化食物,味酸臭,不爱吃饭,不想喝水,平时大便干,近2日未排便,小便正常,体温在38.5℃以上,腹胀不让按,烦躁。面红、口唇红,口鼻干燥,头身均热,手心热,舌红,苔黄厚。

辨证属肺胃实热,治疗宜清泄里热、理气消食。给予清肺经、清胃经、清大肠、揉板门、推四横纹、运内八卦、清天河水、退六腑、摩腹、揉中脘、揉天枢、分推腹阴阳、捏脊等治疗2次后体温降至38℃。继续上述操作治疗3次后症状好转。

哮喘

【降气化痰，止咳平喘，扶正固本，调补肺脾肾】

哮喘，是小儿常见多发病。一年四季均可发病，尤以寒冬季节及气候急剧变化时发病较多。临床常表现为发作性伴有哮鸣音的呼吸困难，持续数分钟至数小时，严重的可延续数日或数周，或呈反复发作。长期反复发作常并发慢性支气管炎和肺气肿。哮喘分为发作期和缓解期。

哮喘产生的 原因

本病的病因复杂，受遗传和环境的双重因素影响。哮喘发病原因既有外因，又有内因。内因为素体肺脾肾三脏不足，痰饮留伏，成为哮喘的夙根；外因为感受外邪（接触异物、异味及嗜食生冷等）。

家长应知的 简易辨别方法

哮喘

发作期

热哮 痰黄稠，难咳，便秘，脸红唇红

寒哮 痰白清稀或泡沫样痰，身体寒凉，手脚冷

缓解期

肺脾气虚 一动就出汗，反复感冒，痰多，大便稀薄

脾肾阳虚 吃得少，大便稀薄，一动则气短，脸色白，身体寒凉，手脚冷

肺肾阴虚 脸色潮红，身体消瘦，一动则气短，干咳少痰，舌红，少苔

治疗小儿哮喘的 **基本手法**

◎发作期：治宜降气化痰，止咳平喘

【治疗流程】

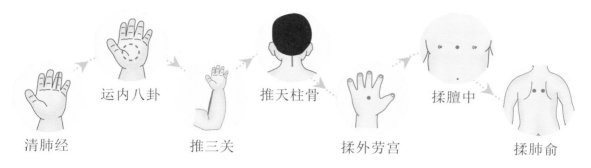

清肺经 → 运内八卦 → 推三关 → 推天柱骨 → 揉外劳宫 → 揉膻中 → 揉肺俞

注意事项

发作期应该根据不同证型辨证加减，以增强疗效。

【步骤】

1 大人用食指侧面给小儿清肺经约3分钟（300次）。

2 大人用拇指在小儿手掌面运内八卦，顺时针方向圆圈推动约1分钟（100次）。

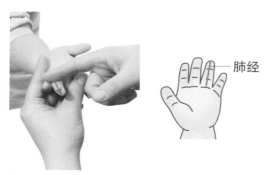

肺经

肺经： 在无名指掌面，自指尖至指根成一直线。

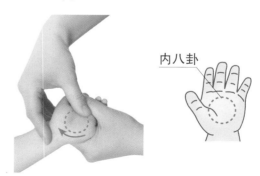

内八卦

内八卦： 在手掌面，以掌心为圆心，圆心至中指根距离2/3为半径之圆周即为内八卦。

3 大人用食指、中指指面，沿小儿三关从腕推向肘，重复约2分钟（200次）。

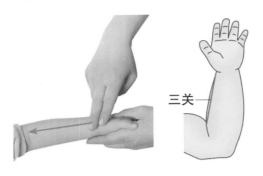

三关：前臂桡侧，阳池到曲池所成的一直线。

4 大人用拇指指腹给小儿推天柱骨约2分钟（200次）。

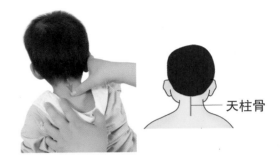

天柱骨：在项部，后发际中点至大椎所成的一直线。

5 大人用拇指指腹揉小儿外劳宫2～3分钟。

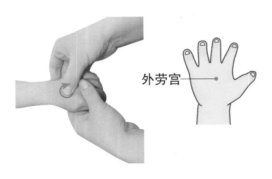

外劳宫：在手背，第2、第3掌骨之间，掌指关节后约0.5寸处。

6 让小儿躺好，露出腹部，大人用拇指揉膻中1～3分钟。

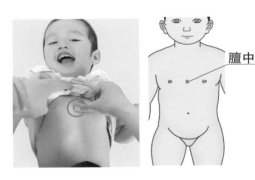

膻中：在胸部，前正中线上，平第4肋间，两乳头连线中点处。

7 小儿俯卧，大人用拇指指腹交替揉小儿肺俞2～3分钟。

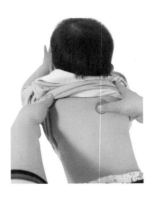

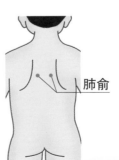

肺俞：在背部，第3胸椎棘突下，后正中线旁开1.5寸。

◎缓解期：治宜扶正固本

【治疗流程】

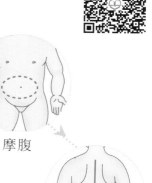

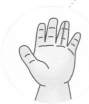

清肺经

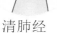

补脾经

补肾经

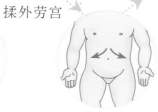

揉外劳宫

分推腹阴阳

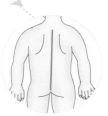

摩腹

捏脊

注意事项

缓解期应该根据不同证型辨证加减，以增强疗效。

【步骤】

1 大人用食指侧面给小儿清肺经约 2 分钟（200 次）。

2 大人用拇指给小儿补脾经 2 分钟（200 次）。

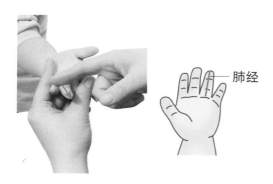

肺经

肺经： 在无名指掌面，自指尖至指根成一直线。

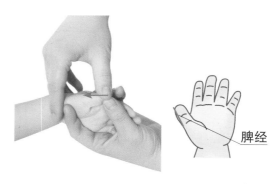

脾经

脾经： 在拇指桡侧缘赤白肉际处。

3 大人用拇指侧面给小儿直推补肾经约2分钟（200次）。

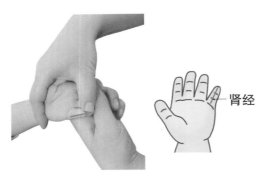

肾经： 在小指掌面，自指尖至指根成一直线。

4 大人用拇指指腹揉小儿外劳宫约2分钟。

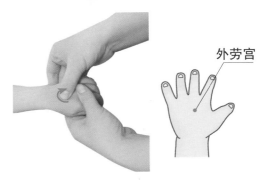

外劳宫

外劳宫： 在手背，第2、第3掌骨之间，掌指关节后约0.5寸处。

5 让小儿躺好，露出腹部，大人用双手拇指指端沿肋弓角边缘或自中脘至脐，向两旁分推100～200次（分推腹阴阳）。

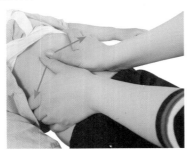

6 大人用掌心给小儿摩腹约3分钟。

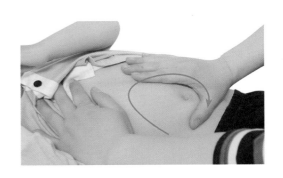

7 小儿俯卧，大人自下而上给小儿捏脊3～5次。

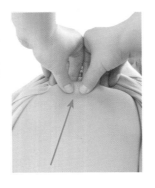

脊： 脊背的正中线，从尾骨部起至第7颈椎。

不同证型的 治疗手法

◎发作期

·热哮·

【症状】

咳嗽喘息，声高息涌，喉间哮吼痰鸣，痰稠黄难咳，胸闷，身热，面赤，鼻塞流黄稠涕，口干，咽红，大便秘结，小便黄，舌质红，舌苔黄。

【步骤】

1 大人用食指侧面给小儿直推清大肠约2分钟（200次）。

2 大人用食、中指指面给小儿清天河水2～3分钟（200～300次）。

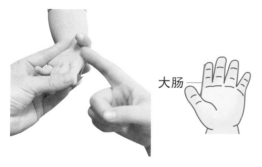

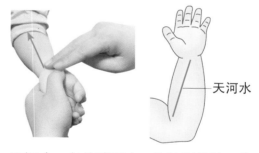

大肠：食指桡侧缘，自食指尖至虎口所成的一直线。

天河水：在前臂正中，总筋到洪池（曲泽）所成的一直线。

3 大人用食指、中指指腹给小儿推下七节骨3分钟。

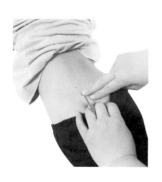

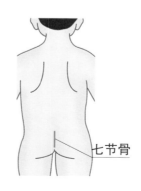

七节骨：命门至尾椎骨端（长强）所成的一直线。

·寒哮·

【症状】

咳嗽气喘，喉间哮鸣，痰稀色白，多泡沫，形寒肢冷，鼻塞，流清涕，面色淡白，唇青，恶寒无汗，舌质淡红，舌苔白滑或薄白。

【步骤】

1 大人用食、中二指揉小儿二扇门约2分钟（200次）。

2 大人用拇指指腹揉小儿外劳宫2～3分钟。

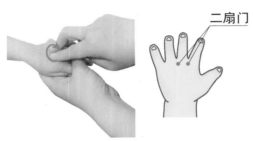

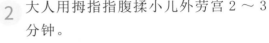

二扇门：掌背部，中指掌指关节两侧凹陷处。

外劳宫：在手背，第2、第3掌骨之间，掌指关节后约0.5寸处。

3 大人用食指、中指指面，沿小儿三关从腕推向肘，重复约2分钟（200次）。

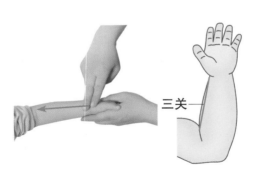

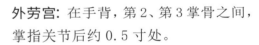

三关：前臂桡侧，阳池到曲池所成的一直线。

·兼证的治疗·

【症状】

呼吸困难，喉中痰鸣重者。

【步骤】

1 大人用掌心给小儿搓摩胁肋2～3分钟，以有热感为宜。

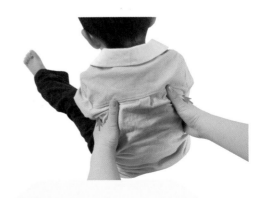

2 大人用食指侧面给小儿直推清大肠约 2 分钟（200 次）。

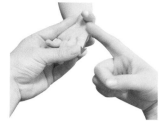

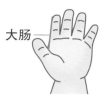

大肠

大肠： 食指桡侧缘，自食指尖至虎口所成的一直线。

【症状】

兼有喘息气促，睡卧不宁，神疲乏力者。

【步骤】

1 大人用拇指给小儿补脾经 5 分钟（500 次）。

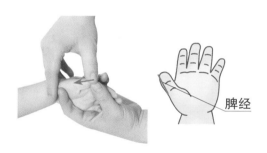

脾经

脾经： 在拇指桡侧缘赤白肉际处。

2 让小儿躺好，露出腹部，大人以指腹揉关元 1～3 分钟。

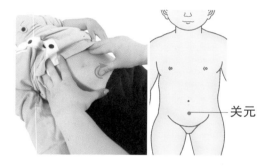

关元

关元： 在下腹部，前正中线上，脐中下方 3 寸。

3 大人用拇指按揉小儿腿部足三里 3 分钟。

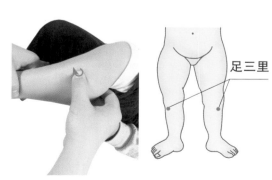

足三里

足三里： 在小腿前外侧，外膝眼（犊鼻）下 3 寸，胫骨前缘外侧约一横指处。

◎缓解期

·肺脾气虚·

【症状】

咳嗽无力，反复感冒，气短自汗，神疲懒言，形瘦纳差，面白少华或萎黄，大便溏，舌质淡胖，舌苔薄白。

【步骤】

1 让小儿躺好，露出腹部，大人用拇指揉膻中 1～3 分钟。

2 让小儿躺好，露出腹部，大人以指腹摩关元 1～3 分钟。

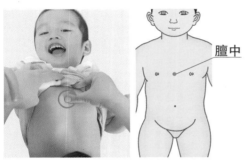

膻中：在胸部，前正中线上，平第 4 肋间，两乳头连线中点处。

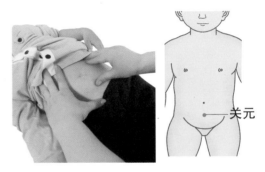

关元：在下腹部，前正中线上，脐中下方 3 寸。

·脾肾阳虚·

【症状】

动则喘促，咳嗽无力，气短心悸，面色苍白，形寒肢冷，脚软无力，腹胀纳差，大便溏泄，夜尿多，舌质淡，舌苔薄白。

【步骤】

1 小儿俯卧，大人用双手拇指揉小儿肾俞 3 分钟。

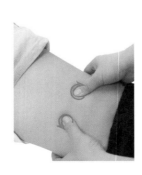

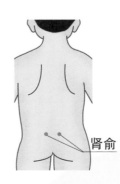

肾俞：在腰部，第 2 腰椎棘突下，后正中线旁开 1.5 寸。

2 小儿俯卧，大人用双手拇指揉脾俞 2 分钟。

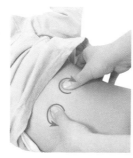
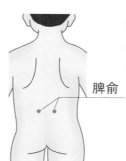

脾俞： 在背部，第 11 胸椎棘突下，后正中线旁开 1.5 寸。

·肺肾阴虚·

【症状】

喘促乏力，咳嗽时作，干咳或咳痰不爽，面色潮红，形体消瘦，潮热盗汗，口咽干燥，手足心热，大便秘结，舌红少津，舌苔花剥。

【步骤】

1 大人用拇指指腹交替揉小儿肺俞 2～3 分钟。

2 大人用双手拇指揉小儿肾俞 5 分钟。

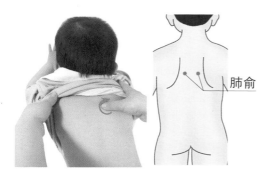
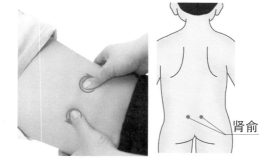

肺俞： 在背部，第 3 胸椎棘突下，后正中线旁开 1.5 寸。

肾俞： 在腰部，第 2 腰椎棘突下，后正中线旁开 1.5 寸。

·兼证的治疗·

【症状】

伴有腹胀便秘，不思乳食者。

【步骤】

1 大人用中指指端给小儿揉中脘约 1 分钟。

2 大人用拇指揉小儿板门 2～3 分钟。

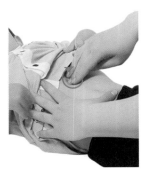
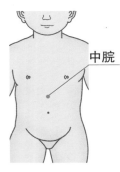
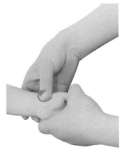
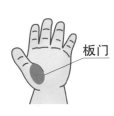

中脘：在上腹部，前正中线上，脐中上方 4 寸。

板门：手掌拇指本节后，鱼际肉处。

【症状】

兼有形体消瘦、肢冷畏寒等表现者。

【步骤】

1 大人用拇指按揉小儿腿部足三里 3 分钟。

2 大人用双手拇指揉小儿肾俞 3 分钟。

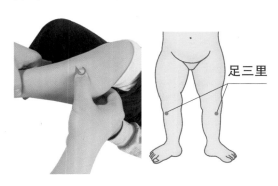
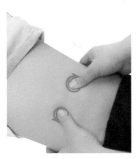
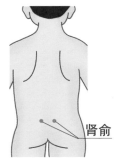

足三里：在小腿前外侧，外膝眼（犊鼻）下 3 寸，胫骨前缘外侧约一横指处。

肾俞：在腰部，第 2 腰椎棘突下，后正中线旁开 1.5 寸。

治疗小儿哮喘的 **食疗验方**

牛胆汁蜂蜜饮 ▶

此饮有燥湿化痰、定惊平喘的功效。牛胆汁有健脾、化痰平喘的作用，蜂蜜有润肺的作用。

材料： 新鲜牛胆汁90克，蜂蜜150克。

做法： 将新鲜牛胆汁、蜂蜜混合，蒸2小时取出。

适用： 适用于小儿哮喘发作期热哮，喉间有痰鸣音，痰色黄稠，面红，口干，大便干，小便黄，舌红，苔黄。早晚各服1汤匙。

白果仁糊 ▶

此糊有祛痰、润肺、止咳、定喘的功效。白果仁有止咳平喘的作用，红糖有健脾养胃的作用，蜂蜜有润肺的作用。

材料： 白果仁10克，红糖或蜂蜜适量。

做法： 将白果仁小火炒熟，用刀拍破果皮，去外壳，加水煮熟，加入红糖或蜂蜜，连续服食。

适用： 适用于哮喘缓解期。

葱姜糯米粥 ▶

此粥有祛风散寒的功效。糯米有养胃祛寒的作用，生姜有祛除风寒的作用。

材料： 糯米60克，生姜5片，米醋5毫升，连须葱茎适量。

做法： 将生姜捣烂，加入糯米、连须葱茎、米醋一起煮粥，趁热服用。

适用： 适用于哮喘发作期寒哮，喉间有痰鸣音，鼻塞流清涕，痰清稀，手脚凉，舌淡，苔薄白。

预防和治疗小儿哮喘的 关键

① 大人要让小儿尽量避免接触过敏物。小儿哮喘多是由环境或食物中过敏原引起的，原因不同，治疗和预防措施就不同。所以应该去当地的过敏中心检查过敏原，然后进行有的放矢的预防和免疫或脱敏治疗。

② 寒凉也是诱发哮喘的一个因素，平时要注意背部、前胸不要受凉，气候变化不定时，注意保暖可减少发作次数。

③ 适当加强户外体育锻炼，多呼吸新鲜空气，增强体质，减少哮喘发作。

④ 哮喘反复发作不易根除，因此应积极治疗。若能运用冬病夏治、伏天推拿的中医学治疗方法，则可获良效。

⑤ 应及早发现哮喘发作先兆，如喉痒、呼吸急促、有喘鸣音、咳嗽等，按医嘱立即使用解痉平喘的喷雾吸入剂。

病案举例

【病案一】

郑某，男，3岁。哮喘反复发作近1年，每每因感冒诱发。3天前因感冒诱发哮喘，喉间有痰鸣音，憋气夜间较重，痰色黄稠，口干，不爱吃饭，体温37.8℃，大便干，小便黄。精神可，面红，舌红，苔黄。

辨证属哮喘发作期热哮，治宜清热宣肺、化痰定喘。给予清肺经、揉膻中、揉天突、搓摩胁肋、揉肺俞、运内八卦、清天河水、退六腑、推四横纹、揉小横纹、捏脊等治疗2次，咳喘症状减轻，体温正常，痰易吐，继续上述操作治疗1周，咳喘全消，饮食正常。

【病案二】

陈某，男，3岁半。哮喘反复发作2年余，每遇凉后发作，夜间尤为明显。这次哮喘发作时，鼻塞、打喷嚏、痰液清稀，甚至呼吸困难，每次发作持续半小时以上。精神可，面白，舌淡，苔薄白。

辨证属哮喘发作期寒哮，治宜温肺散寒、化痰定喘。给予开天门、推坎宫、推太阳、推三关、补脾经、清肝经、清肺经、补肾经、运内八卦、推四横纹、揉小横纹、揉肺俞、捏脊等治疗2次，咳喘症状减轻。继续上述操作治疗5次症状再次减轻，再巩固治疗5次，痊愈。

咳嗽

【祛风祛邪，调理脾肺】

咳嗽是小儿肺部疾病的一个常见证候。咳嗽一年四季均可发生，以冬春二季为多。

任何年龄小儿皆可发病，以婴幼儿为多见。小儿咳嗽有外感和内伤之分，其中外感咳嗽比内伤咳嗽更常见。在药物治疗基础上配合推拿治疗有助于消除咳嗽症状，缩短病程。外感、内伤所致的咳嗽以手法治疗效果为佳，炎症引起的咳嗽要用抗炎药物治疗，加用手法协助治疗效果更佳。

咳嗽产生的 原因

小儿咳嗽的病因，有外感、内伤之别。

外感咳嗽：小儿肌肤柔嫩，卫外不固，易为外邪所侵。外邪从口鼻或皮毛而入，邪侵于肺，肺气不宣，清肃失职而发生咳嗽。

内伤咳嗽：小儿脾常不足，脾虚生痰，上贮于肺。咳嗽日久，耗伤正气，可转为内伤咳嗽。

家长应知的 简易辨别方法

咳嗽

外感咳嗽
- **风寒咳嗽** 频繁咳嗽，白色清痰，嗓子痒，怕冷，没有汗，鼻塞流清涕，嗓子不红，舌淡，苔薄白
- **风热咳嗽** 咳嗽不多，痰黄不容易咳出，流黄涕，有汗，嗓子疼，舌红，苔薄黄

内伤咳嗽
- **痰热咳嗽** 咳嗽痰多，痰黄不容易咳出，口渴，烦躁，大便干，小便黄少，舌红，苔黄
- **痰湿咳嗽** 咳声重，痰多，白稀痰，不爱吃饭，舌红，苔白腻
- **气虚咳嗽** 没有力气咳嗽，白清痰，脸白，不爱说话，说话声小，一活动爱出汗，怕风，舌淡，舌边有齿痕
- **阴虚咳嗽** 干咳没有痰，或痰少黏，不容易咳出，口渴，嗓子干痒，手脚心热，舌红，苔少

治疗小儿咳嗽的 基本手法

【治疗流程】

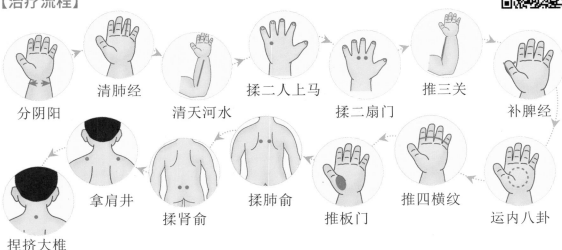

分阴阳 → 清肺经 → 清天河水 → 揉二人上马 → 揉二扇门 → 推三关 → 补脾经

运内八卦 → 推四横纹 → 推板门 → 揉肺俞 → 揉肾俞 → 拿肩井 → 捏挤大椎

【疗程】

每天推拿 30 分钟即可，坚持 1 个月以上，效果较好。

注意事项

● 症状严重时，请就医；本手法适用于辅助治疗或轻症。

● 推拿力度要轻重适宜，避免引起小儿不适。

● 本手法不宜在饭前空腹或饭后立即进行。

【步骤】

1 大人两手相对挟持小儿手部，两拇指由总筋向两旁分推（即分推大横纹、分阴阳）约 2 分钟（200 次）。

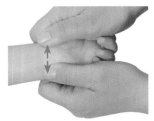

大横纹： 仰掌，掌后横纹。近拇指端称阳池，近小指端称阴池。

2 大人用食指侧面给小儿清肺经 2 ~ 3 分钟。

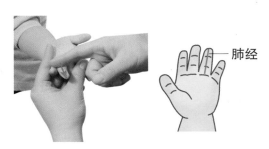

肺经

肺经： 在无名指掌面，自指尖至指根成一直线。

3 大人用食、中指指面给小儿清天河水
  2～3分钟。

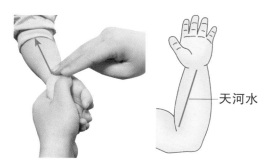

天河水标注

天河水： 在前臂正中，总筋到洪池
（曲泽）所成的一直线。

4 大人用拇指揉小儿二人上马约3分钟。

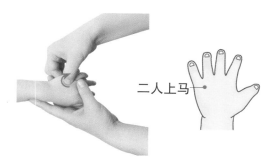

二人上马标注

二人上马： 掌背部，无名指与小指掌
骨之间的凹陷中。

5 大人用食、中二指揉小儿二扇门2～3
  分钟。

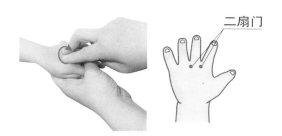

二扇门标注

二扇门： 掌背部，中指掌指关节两侧
凹陷处。

6 大人用食指、中指指面给小儿推三关
  2～3分钟。

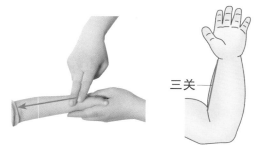

三关标注

三关： 前臂桡侧，阳池到曲池所成的
一直线。

7 大人用拇指给小儿补脾经约2分钟。

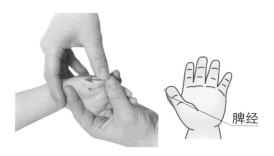

脾经标注

脾经： 在拇指桡侧缘赤白肉际处。

8 大人用拇指在小儿手掌面运内八卦，
  顺时针方向圆圈推动约2分钟。

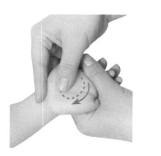

内八卦标注

内八卦： 在手掌面，以掌心为圆心，
圆心至中指根距离2/3为半径之圆周
即为内八卦。

9 大人用食指推小儿四横纹2～3分钟。

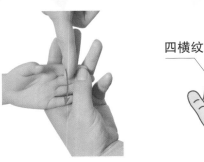

四横纹

四横纹：在手掌面，食指、中指、无名指、小指第1指间关节横纹处。

10 大人用拇指推小儿板门2～3分钟。

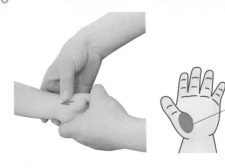

板门

板门：手掌拇指本节后，鱼际肉处。

11 小儿俯卧，大人用拇指指腹交替揉小儿肺俞2分钟。

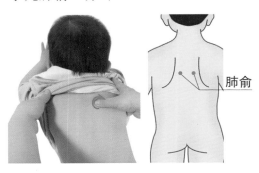

肺俞

肺俞：在背部，第3胸椎棘突下，后正中线旁开1.5寸。

12 大人用双手拇指揉小儿肾俞3分钟。

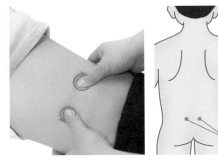

肾俞

肾俞：在腰部，第2腰椎棘突下，后正中线旁开1.5寸。

13 大人用双手提拿小儿肩井周围5～7次。

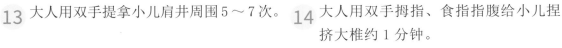

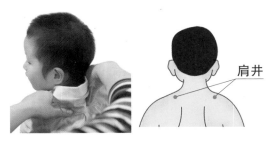

肩井

肩井：在肩上，大椎与肩峰端连线的中点，肩部最高处。

14 大人用双手拇指、食指指腹给小儿捏挤大椎约1分钟。

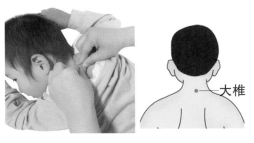

大椎

大椎：在后正中线上，第7颈椎棘突下凹陷中。

不同证型的 治疗手法

·外感咳嗽之风寒咳嗽·

【症状】

　　咳嗽频作、声重，咽痒，痰白清稀，鼻塞流涕，恶寒无汗，发热头痛，全身酸痛，咽部色淡，舌苔薄白。

【步骤】

1　大人两手相对挟持小儿手部，两拇指由总筋向两旁分推（即分推大横纹、分阴阳）约2分钟（200次）。

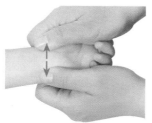

大横纹： 仰掌，掌后横纹。近拇指端称阳池，近小指端称阴池。

2　大人用食指侧面给小儿清肺经2分钟（约200次）。

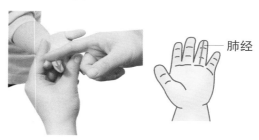

肺经

肺经： 在无名指掌面，自指尖至指根成一直线。

3　大人用拇指在小儿手掌面运内八卦，顺时针方向圆圈推动约2分钟（200次）。

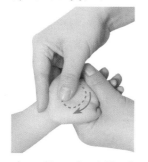

内八卦

内八卦： 在手掌面，以掌心为圆心，圆心至中指根距离2/3为半径之圆周即为内八卦。

4　大人用食指、中指指面给小儿推三关约3分钟（300次）。

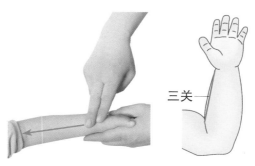

三关

三关： 前臂桡侧，阳池到曲池所成的一直线。

5　大人用拇指指腹揉小儿外劳宫3分钟（约300次）。

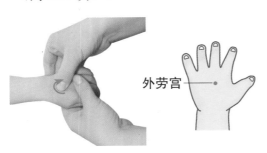

外劳宫：在手背，第2、第3掌骨之间，掌指关节后约0.5寸处。

6　大人用食、中二指揉小儿二扇门2～3分钟。

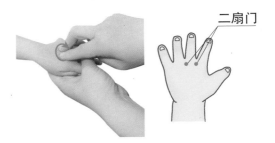

二扇门：掌背部，中指掌指关节两侧凹陷处。

7　大人用双手拇指、食指指腹给小儿捏挤大椎约1分钟（100次）。

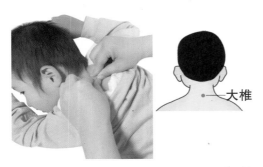

大椎：在后正中线上，第7颈椎棘突下凹陷中。

8　小儿俯卧，大人自下而上给小儿捏脊5遍。

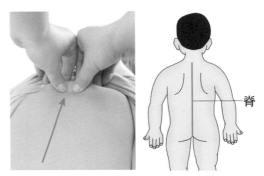

脊：脊背的正中线，从尾骨部起至第7颈椎。

9　让小儿躺好，露出腹部，大人用拇指揉小儿膻中约1分钟（100次）。

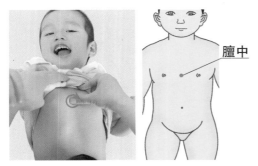

膻中：在胸部，前正中线上，平第4肋间，两乳头连线中点处。

10　大人用双手提拿小儿肩井周围5～7次。

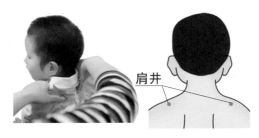

肩井：在肩上，大椎与肩峰端连线的中点，肩部最高处。

·外感咳嗽之风热咳嗽·

【症状】

咳嗽不爽，痰黄黏稠，不易咳出，口渴咽痛，鼻流浊涕，伴有发热恶风，头痛，微汗出，舌质红，苔薄黄。

【步骤】

1 大人两手相对挟持小儿手部，两拇指由总筋向两旁分推（即分推大横纹、分阴阳）约2分钟（200次）。

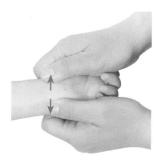

大横纹：仰掌，掌后横纹。近拇指端称阳池，近小指端称阴池。

2 大人用食指侧面给小儿清肺经约2分钟（200次）。

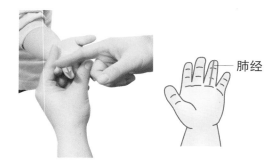

肺经：在无名指掌面，自指尖至指根成一直线。

3 大人用食、中指指面给小儿清天河水约2分钟（200次）。

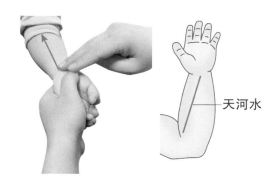

天河水：在前臂正中，总筋到洪池（曲泽）所成的一直线。

4 大人用拇指指腹给小儿清胃经约2分钟（约200次）。

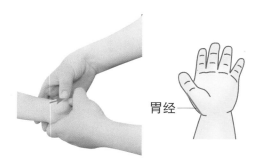

胃经：大鱼际桡侧缘赤白肉际由掌根至拇指根成一直线。

5 大人用拇指推小儿板门约 2 分钟（200 次）。

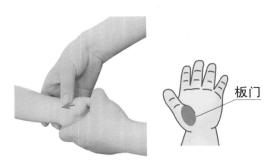
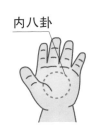

板门：手掌拇指本节后，鱼际肉处。

6 大人用拇指在小儿手掌面运内八卦，顺时针方向圆圈推动约 2 分钟（200 次）。

内八卦

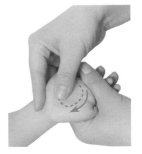

内八卦：在手掌面，以掌心为圆心，圆心至中指根距离 2/3 为半径之圆周即为内八卦。

7 大人用食指推小儿四横纹约 1 分钟（100 次）。

四横纹

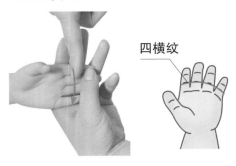

四横纹：在手掌面，食指、中指、无名指、小指第 1 指间关节横纹处。

8 大人用双手拇指、食指指腹给小儿捏挤大椎约 1 分钟（100 次）。

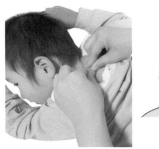
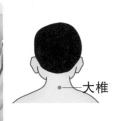

大椎

大椎：在后正中线上，第 7 颈椎棘突下凹陷中。

9 小儿俯卧，大人自下而上给小儿捏脊 5 遍。

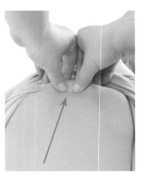
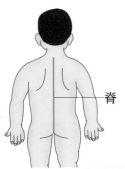

脊

脊：脊背的正中线，从尾骨部起至第 7 颈椎。

·内伤咳嗽之痰热咳嗽·

【症状】

咳嗽痰多，色黄黏稠，难以咳出，甚则喉间痰鸣，发热口渴，烦躁不宁，尿少色黄，大便干结，舌质红，苔黄腻。

【步骤】

1 大人用食指侧面给小儿清肺经约 2 分钟（200 次）。

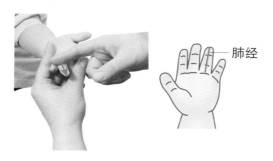

肺经： 在无名指掌面，自指尖至指根成一直线。

2 大人用拇指或食、中指指面给小儿退六腑约 1 分钟（100 次）。

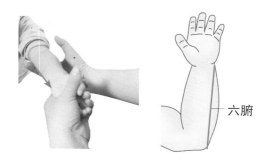

六腑： 前臂尺侧，阴池至肘肘所成的一直线。

3 大人用拇指在小儿手掌面运内八卦，顺时针方向圆圈推动约 2 分钟（200 次）。

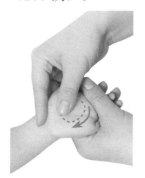

内八卦： 在手掌面，以掌心为圆心，圆心至中指根距离 2/3 为半径之圆周即为内八卦。

4 大人用拇指指腹给小儿清胃经约 3 分钟（300 次）。

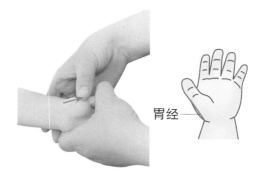

胃经： 大鱼际桡侧缘赤白肉际由掌根至拇指根成一直线。

5 大人用食指推小儿四横纹约1分钟（100次）。

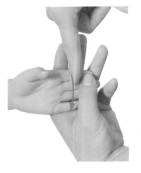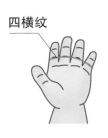

四横纹：在手掌面，食指、中指、无名指、小指第1指间关节横纹处。

6 大人用掌心给小儿摩腹约2分钟（200次）。

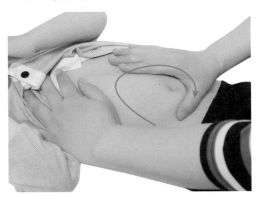

7 大人用食指侧面给小儿直推清大肠约2分钟（200次）。

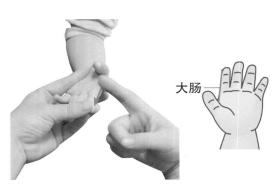

大肠：食指桡侧缘，自食指尖至虎口所成的一直线。

8 小儿俯卧，大人用拇指指腹交替揉小儿肺俞约2分钟（200次）。

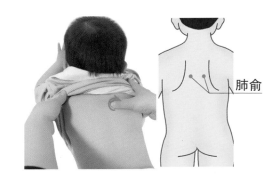

肺俞：在背部，第3胸椎棘突下，后正中线旁开1.5寸。

9 让小儿躺好，露出腹部，大人用拇指揉小儿膻中约2分钟（200次）。

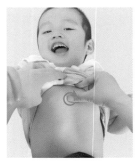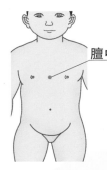

膻中：在胸部，前正中线上，平第4肋间，两乳头连线中点处。

·内伤咳嗽之痰湿咳嗽·

【症状】

咳嗽重浊，痰多壅盛，色白而稀，喉间痰声辘辘，胸闷纳呆，神乏困倦，舌淡红，苔白腻。

【步骤】

1 大人两手相对挟持小儿手部，两拇指由总筋向两旁分推（即分推大横纹、分阴阳）约2分钟（200次）。

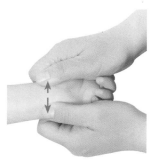

大横纹： 仰掌，掌后横纹。近拇指端称阳池，近小指端称阴池。

2 大人用食指侧面给小儿清肺经约2分钟（200次）。

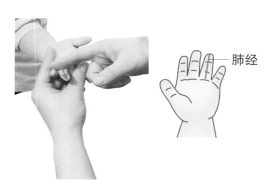

肺经： 在无名指掌面，自指尖至指根成一直线。

3 大人用拇指指腹给小儿清肝经约2分钟（200次）。

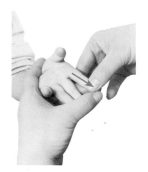

肝经： 在食指掌面，自指尖至指根成一直线。

4 大人用拇指给小儿补脾经约2分钟（200次）。

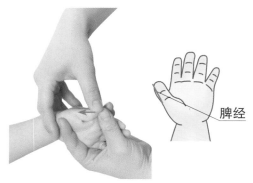

脾经： 在拇指桡侧缘赤白肉际处。

5 大人用食指推小儿四横纹约2分钟（200次）。

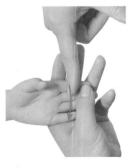

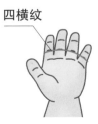

四横纹

四横纹：在手掌面，食指、中指、无名指、小指第1指间关节横纹处。

6 大人用拇指在小儿手掌面运内八卦，顺时针方向圆圈推动约2分钟（200次）。

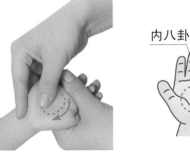

内八卦

内八卦：在手掌面，以掌心为圆心，圆心至中指根距离2/3为半径之圆周即为内八卦。

7 小儿俯卧，大人用拇指指腹交替揉小儿肺俞约2分钟（200次）。

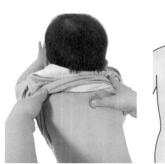

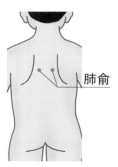

肺俞

肺俞：在背部，第3胸椎棘突下，后正中线旁开1.5寸。

8 大人用双手拇指揉小儿脾俞约2分钟（200次）。

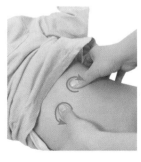

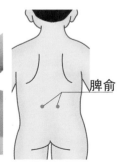

脾俞

脾俞：在背部，第11胸椎棘突下，后正中线旁开1.5寸。

9 让小儿躺好，露出腹部，大人用拇指揉小儿膻中约1分钟（100次）。

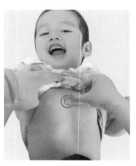

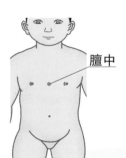

膻中

膻中：在胸部，前正中线上，平第4肋间，两乳头连线中点处。

·内伤咳嗽之气虚咳嗽·

【症状】

咳而无力，痰白清稀，面色苍白，气短懒言，语声低微，自汗恶风，舌淡嫩，边有齿痕。

【步骤】

1 大人两手相对挟持小儿手部，两拇指由总筋向两旁分推（即分推大横纹、分阴阳）约2分钟（200次）。

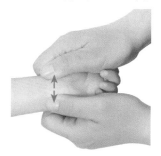

大横纹： 仰掌，掌后横纹。近拇指端称阳池，近小指端称阴池。

2 大人用食指侧面给小儿补肺经约1分钟（100次）。

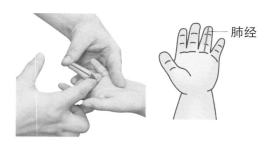

肺经

肺经： 在无名指掌面，自指尖至指根成一直线。

3 大人用拇指给小儿补脾经2分钟（200次）。

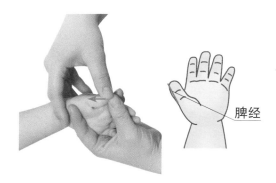

脾经

脾经： 在拇指桡侧缘赤白肉际处。

4 大人用拇指在小儿手掌面运内八卦，顺时针方向圆圈推动约3分钟（300次）。

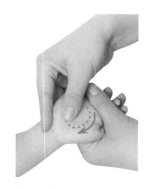
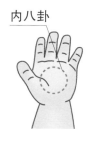

内八卦

内八卦： 在手掌面，以掌心为圆心，圆心至中指根距离2/3为半径之圆周即为内八卦。

5 大人用食指推小儿四横纹约1分钟（100次）。

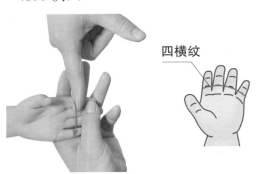

四横纹： 在手掌面，食指、中指、无名指、小指第1指间关节横纹处。

6 大人用拇指侧面给小儿直推补肾经约1分钟（100次）。

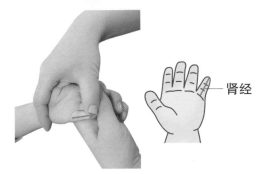

肾经： 在小指掌面，自指尖至指根成一直线。

7 大人用拇指揉小儿膻中约1分钟（100次）。

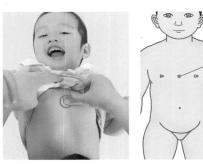
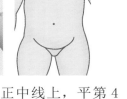

膻中： 在胸部，前正中线上，平第4肋间，两乳头连线中点处。

8 小儿俯卧，大人用拇指指腹交替揉小儿肺俞约2分钟（200次）。

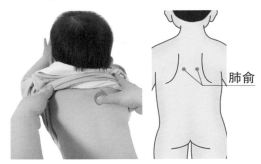

肺俞： 在背部，第3胸椎棘突下，后正中线旁开1.5寸。

9 大人用双手拇指揉小儿脾俞约2分钟（200次）。

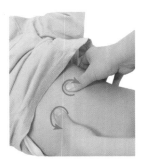
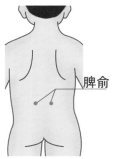

脾俞： 在背部，第11胸椎棘突下，后正中线旁开1.5寸。

10 大人用双手拇指揉小儿肾俞2分钟（200次）。

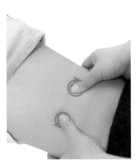
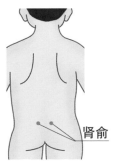

肾俞： 在腰部，第2腰椎棘突下，后正中线旁开1.5寸。

·内伤咳嗽之阴虚咳嗽·

【症状】

干咳无痰，或痰少而黏，或痰中带血，不易咳出，口渴咽干，喉痒，声音嘶哑，午后潮热或手足心热，舌质红，舌苔少。

【步骤】

1 大人用食指侧面给小儿清肺经约 2 分钟（200 次）。

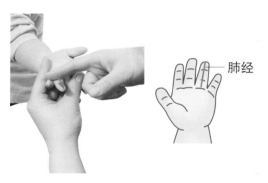

肺经： 在无名指掌面，自指尖至指根成一直线。

2 大人用拇指指腹给小儿清肝经约 2 分钟（200 次）。

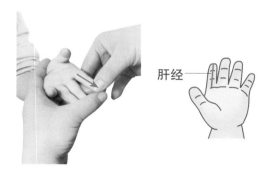

肝经： 在食指掌面，自指尖至指根成一直线。

3 大人用食、中指指面给小儿清天河水约 2 分钟（200 次）。

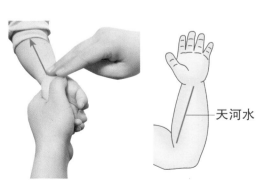

天河水： 在前臂正中，总筋到洪池（曲泽）所成的一直线。

4 大人用拇指给小儿补脾经约 3 分钟（300 次）。

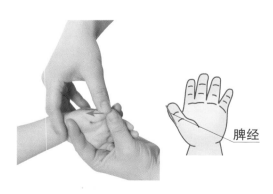

脾经： 在拇指桡侧缘赤白肉际处。

5 大人用拇指或食、中指指面给小儿退六腑约 1 分钟（100 次）。

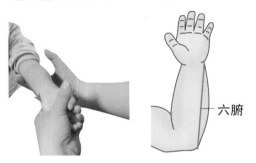

六腑： 前臂尺侧，阴池至肘肘所成的一直线。

6 大人用拇指揉小儿肾顶约 2 分钟（200 次）。

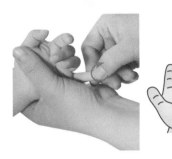

肾顶： 在小指顶端。

7 大人用拇指揉小儿二人上马约 2 分钟（200 次）。

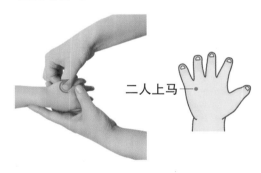

二人上马： 掌背部，无名指与小指掌骨之间的凹陷中。

8 小儿俯卧，大人用双手拇指揉小儿肾俞 2 ～ 3 分钟。

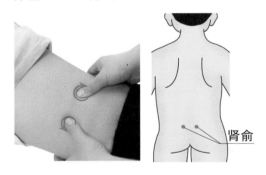

肾俞： 在腰部，第 2 腰椎棘突下，后正中线旁开 1.5 寸。

治疗小儿咳嗽的 食疗验方

橘皮粥 ▶ 此粥有顺气化痰的功效。橘皮有理气化痰的作用。

材料： 鲜橘皮 30 克（干品 15 ～ 20 克），粳米 50 ～ 100 克。

做法： 橘皮煎 10 分钟，去渣，加入粳米煮粥。

适用： 适用于痰湿犯肺咳嗽。

柚子炖鸡

此食疗方有健脾消食、化痰止咳的功效。柚子肉味甘带酸，性凉，归肺、胃经，能生津止渴、开胃下气、止咳化痰；鸡肉味甘性温，归脾、胃经，能温中补脾、益气养血、补肾益精；生姜和胃止呕、止咳化痰；葱白辛温通阳；百合养阴润肺。

材料： 新鲜柚子1个，新鲜鸡肉500克，生姜片、葱白、百合、味精、盐等适量。

做法： 将柚子剥皮、去筋皮、除核，取肉500克，将鸡肉洗净切块，焯去血水，再将柚子肉、鸡肉同放入炖盅内，置姜片、葱白、百合于鸡肉周围，调入盐、味精，加开水适量，炖盅加盖，置于大锅中，用文火炖4小时，取出可食之。

> **适用：** 适用于痰多咳嗽，气郁胸闷。

杏仁猪肺粥

此粥中甜杏仁性味甘平，入肺经与大肠经，具有润肠润肺、止咳祛痰之功效；粳米健脾益胃，土旺则金生；猪肺补肺润肺止咳。三者合用，共奏祛痰降气、润肺补肺之功。

材料： 甜杏仁50克，粳米100克，猪肺200克，油、盐适量。

做法： 将甜杏仁用温水浸泡，搓去外衣，再放洗净的粳米共煮粥半熟，然后将洗净、挤干血水与气泡、切成小块的猪肺放入锅中，继续文火煮熟成粥，调入油、盐，即可食用。

> **适用：** 适用于肺阴亏虚所致的咳嗽。每日早、晚1次，温食1碗为宜。

预防和治疗小儿咳嗽的 关键

① 积极参加户外活动，加强体格锻炼，增强小儿抗病能力。

② 保持居室空气流通，温湿度适宜。

③ 注意休息，保证充足的睡眠。

④ 经常变换小儿体位及拍打小儿背部，以促进痰液的排出。

⑤ 饮食应易消化、富营养。

【病案一】

孙某,男,2岁。患儿1天前受凉后流清涕,咳嗽有痰,夜晚频咳不得卧,伴呕吐,烦躁不安,二便调。面色微黄,舌尖红苔白厚。

辨证属风寒咳嗽,治宜解表宣肺、化痰止咳。给予运内八卦、清肺经、清肝经、清天河水、推四横纹、捣小天心、捏挤大椎、捏脊、拿肩井等。推拿2次后,咳嗽明显减轻,食增不吐,夜眠安宁。继续上述穴位推拿3次,痊愈。

【病案二】

朱某,男,3岁半。低热、喘咳5天。患儿近3个月来,喘咳不断,曾因肺炎住院3次。经用青霉素等药治疗,病情时好时坏,每因外感而加重。近5天咳喘不止,喘重于嗽。伴有低热、多汗、烦躁、手足心热、夜不安眠、纳少便溏等症。面色青黄,皮毛憔悴,舌红苔白。

辨证属气虚咳嗽,治宜健脾益肺、化痰平喘。给予逆运八卦、清补脾、揉二人上马、清肺经、清肝经、清天河水、揉膻中、揉肺俞、揉脾俞、捏脊等。推拿2次,热退,咳喘减轻,饮食增加,精神好转。为巩固疗效,继续上述穴位推拿6次,痊愈。

支原体肺炎

【清热解毒，减轻痛苦】

支原体肺炎是由肺炎支原体引起的以间质病变为主的急性肺部感染。相当于中医的小儿肺炎喘嗽，肺炎喘嗽是以气喘、咳嗽、咳痰、痰鸣、发热为主症的肺系疾病。

> 肺炎支原体主要感染呼吸道，除引起肺炎外，还可引起上呼吸道感染，如咽炎、气管炎、支气管炎等。根据病变部位不同，其临床表现各异。肺炎支原体感染轻者一般表现为头痛、发热、咳嗽等症状。肺炎支原体感染不仅可引起呼吸道感染，也可引起肺外其他器官病变。人类对肺炎支原体普遍易感，支原体肺炎以学龄期及青年人多发。

支原体肺炎产生的 原因

小儿支原体肺炎发生的原因，有外因和内因两大类。

外因： 责之于感受风邪，小儿寒温失调，风邪夹热或夹寒外袭而为病，其中以风热为多见，也可与其他疾病如麻疹、水痘等合并发病。

内因： 责之于小儿肺气虚弱，卫外不固，如先天禀赋不足，或后天喂养失宜，久病不愈或反复患病，病后失调，则致正气虚弱，腠理不密，易为外邪所感而发病。

家长应知的 简易辨别方法

风寒郁肺	发热，怕冷，没有汗，流清涕，咳嗽，气喘，痰白有泡沫，口不渴，不爱吃饭，小便清，舌淡，苔白	
风热郁肺	发热，怕风，流黄鼻涕，咳嗽，有黄痰，气喘，口渴，大便秘结，小便黄少，脸红，嗓子红，舌红，苔黄	
痰热闭肺	发热，咳嗽，黄痰，气急喘促，烦躁，脸红，口渴，想喝水，不爱吃饭，大便秘结，小便黄少，舌红，苔黄腻	
毒热闭肺	高热不退，咳嗽剧烈，黄痰，气急喘促，鼻干，口干，烦躁，大便秘结，小便黄少，舌红，苔黄	
阴虚肺热	低热，睡觉出汗，干咳没有痰，脸红，手脚心热，口干想喝水，舌红，少苔	
肺脾气虚	咳嗽时间久，白色痰容易咳出，脸色白，反复低热，一活动就出汗，不爱吃饭，容易感冒，舌淡，苔白	

支原体肺炎 常证

缓解小儿支原体肺炎症状的 保健手法

【流程】

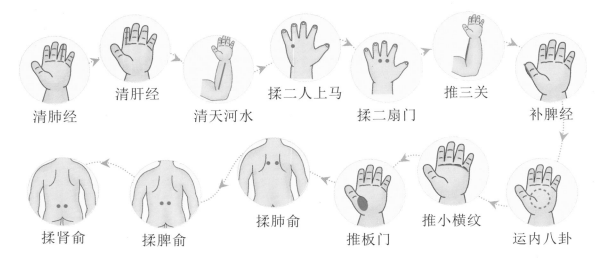

清肺经 → 清肝经 → 清天河水 → 揉二人上马 → 揉二扇门 → 推三关 → 补脾经

揉肾俞 ← 揉脾俞 ← 揉肺俞 ← 推板门 ← 推小横纹 ← 运内八卦

【疗程】

以上手法操作 30 分钟，每日 1 次，3 次为 1 个疗程。

注意事项

● 操作手法要柔和适宜，先慢后快，先轻后重。

● 注意患儿姿势，以免影响效果。

【步骤】

1　大人用食指侧面给小儿清肺经约 3 分钟（300 次）。

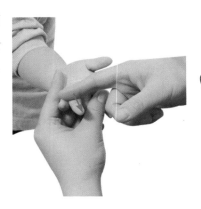

肺经：在无名指掌面，自指尖至指根成一直线。

肺经

2　大人用拇指指腹给小儿清肝经约 2 分钟（200 次）。

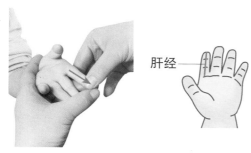

肝经： 在食指掌面，自指尖至指根成一直线。

3　大人用食、中指指面给小儿清天河水约 1 分钟（100 次）。

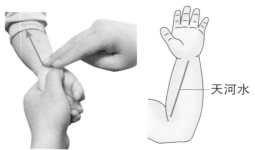

天河水： 在前臂正中，总筋到洪池（曲泽）所成的一直线。

4　大人用拇指揉小儿二人上马 2～3 分钟。

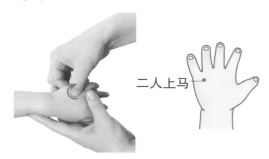

二人上马： 掌背部，无名指与小指掌骨之间的凹陷中。

5　大人用食、中二指揉小儿二扇门 2～3 分钟。

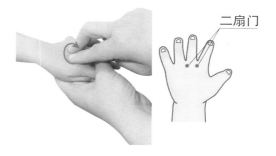

二扇门： 掌背部，中指掌指关节两侧凹陷处。

6　大人用食指、中指指面重推小儿三关约 3 分钟（300 次）。

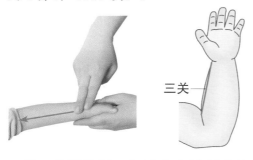

三关： 前臂桡侧，阳池到曲池所成的一直线。

7　大人用拇指给小儿补脾经 2 分钟。

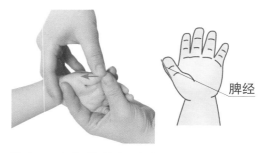

脾经： 在拇指桡侧缘赤白肉际处。

8 大人用拇指在小儿手掌面运内八卦，顺时针方向圆圈推动 2～3 分钟。

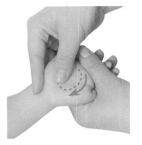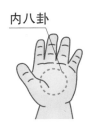

内八卦

内八卦：在手掌面，以掌心为圆心，圆心至中指根距离 2/3 为半径之圆周即为内八卦。

9 大人用拇指推小儿小横纹 2～3 分钟。

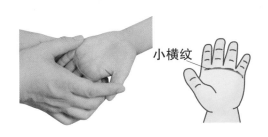

小横纹

小横纹：掌侧，食、中、环、小指掌指关节横纹处，由拇指侧直推至小指侧。

10 大人用拇指推小儿板门 2～3 分钟。

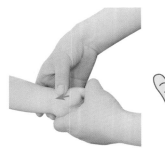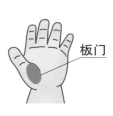

板门

板门：手掌拇指本节后，鱼际肉处。

11 小儿俯卧，大人用拇指指腹交替揉小儿肺俞 2～3 分钟。

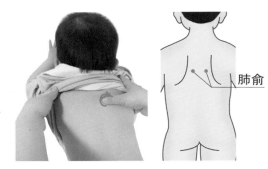

肺俞

肺俞：在背部，第 3 胸椎棘突下，后正中线旁开 1.5 寸。

12 大人用双手拇指揉小儿脾俞 2～3 分钟。

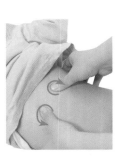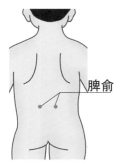

脾俞

脾俞：在背部，第 11 胸椎棘突下，后正中线旁开 1.5 寸。

13 大人用双手拇指揉小儿肾俞 2～3 分钟。

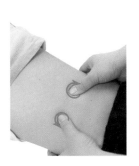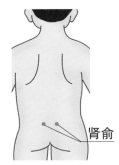

肾俞

肾俞：在腰部，第 2 腰椎棘突下，后正中线旁开 1.5 寸。

不同证型的 治疗手法

·风寒郁肺·

【症状】

恶寒发热，头身痛，无汗，鼻塞流清涕，喷嚏，咳嗽，气喘鼻扇，痰稀白易咳，可见泡沫样痰，或闻喉间痰鸣，咽不红，口不渴，面色淡白，纳呆，小便清，舌淡红，苔薄白。

【步骤】

1 大人用食指侧面给小儿清肺经约2分钟（200次）。

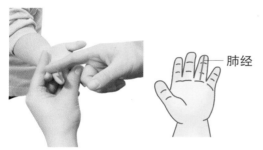

肺经：在无名指掌面，自指尖至指根成一直线。

2 大人用拇指指腹给小儿清肝经约2分钟（200次）。

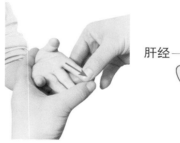

肝经：在食指掌面，自指尖至指根成一直线。

3 大人用食、中指指面给小儿清天河水约2分钟（200次）。

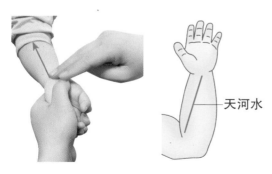

天河水：在前臂正中，总筋到洪池（曲泽）所成的一直线。

4 大人用拇指在小儿手掌面运内八卦，顺时针方向圆圈推动约2分钟（200次）。

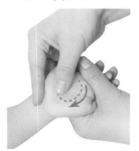
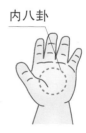

内八卦：在手掌面，以掌心为圆心，圆心至中指根距离2/3为半径之圆周即为内八卦。

5 大人用食、中二指揉小儿二扇门约2分钟（200次）。

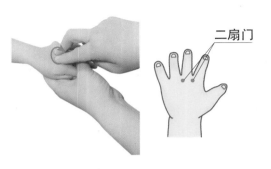

二扇门：掌背部，中指掌指关节两侧凹陷处。

6 大人用拇指给小儿补脾经2分钟（200次）。

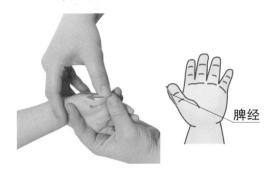

脾经：在拇指桡侧缘赤白肉际处。

7 大人用食指、中指指面给小儿推三关约1分钟（100次）。

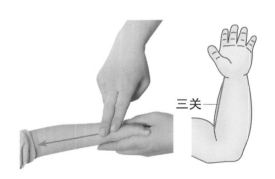

三关：前臂桡侧，阳池到曲池所成的一直线。

8 大人用拇指推小儿小横纹约2分钟（200次）。

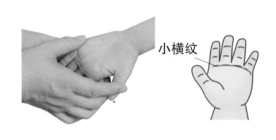

小横纹：掌侧，食、中、环、小指掌指关节横纹处，由拇指侧直推至小指侧。

·风热郁肺·

【症状】

发热恶风，头痛有汗，鼻流黄涕，咳嗽，气喘，咳黄痰，或闻喉间痰鸣，鼻翼扇动，口渴，便秘，小便黄少。面色红赤，烦躁不安，咽部红肿，舌质红，苔薄黄。

【步骤】

1 大人用食指侧面给小儿清肺经约 2 分钟（200 次）。

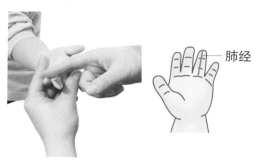

肺经： 在无名指掌面，自指尖至指根成一直线。

2 大人用拇指指腹给小儿清肝经约 2 分钟（200 次）。

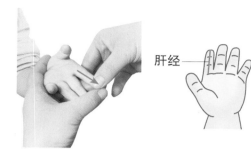

肝经： 在食指掌面，自指尖至指根成一直线。

3 大人用拇指在小儿手掌面运内八卦，顺时针方向圆圈推动约 2 分钟（200 次）。

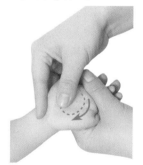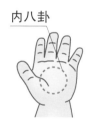

内八卦： 在手掌面，以掌心为圆心，圆心至中指根距离 2/3 为半径之圆周即为内八卦。

4 大人用拇指或食、中指指面给小儿退六腑约 1 分钟（100 次）。

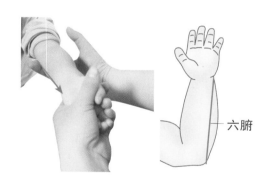

六腑： 前臂尺侧，阴池至肘肘所成的一直线。

5 大人用拇指推小儿小横纹约 2 分钟（200 次）。

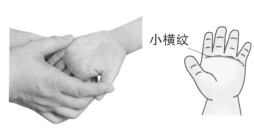

小横纹： 掌侧，食、中、环、小指掌指关节横纹处，由拇指侧直推至小指侧。

6 大人用食指捣小儿小天心约 2 分钟（200 次）。

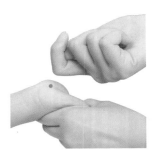 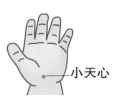

小天心：在掌根，大小鱼际交接的中点凹陷处，属于点状穴位。

7 大人用拇指指腹给小儿清胃经约 2 分钟（200 次）。

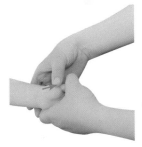

胃经：大鱼际桡侧缘赤白肉际由掌根至拇指根成一直线。

8 大人用拇指给小儿清大肠约 2 分钟（200 次）。

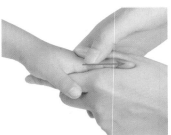 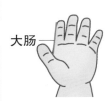

大肠：食指桡侧缘，自食指尖至虎口所成的一直线。

·痰热闭肺·

【症状】

发热，有汗，咳嗽，咳痰黄稠或喉间痰鸣，气急喘促，鼻翼扇动，声高息涌，胸高胁满，张口抬肩，口唇发绀，烦躁不安，面色红，口渴欲饮，纳呆，便秘，小便黄少，舌质红，苔黄腻。

【步骤】

1 大人用食指侧面给小儿清肺经约 2 分钟（200 次）。

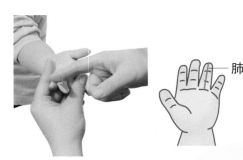

肺经：在无名指掌面，自指尖至指根成一直线。

2 大人用拇指指腹给小儿清肝经约 2 分钟（200 次）。

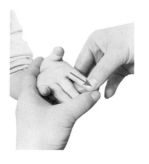
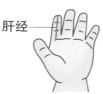

肝经——

肝经： 在食指掌面，自指尖至指根成一直线。

3 大人用拇指在小儿手掌面运内八卦，顺时针方向圆圈推动约 2 分钟（200 次）。

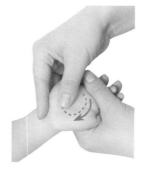
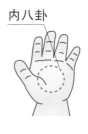

内八卦

内八卦： 在手掌面，以掌心为圆心，圆心至中指根距离 2/3 为半径之圆周即为内八卦。

4 大人用拇指或食、中指指面给小儿退六腑约 1 分钟（100 次）。

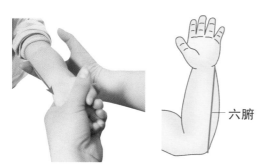

——六腑

六腑： 前臂尺侧，阴池至肘肘所成的一直线。

5 大人用拇指推小儿小横纹约 2 分钟（200 次）。

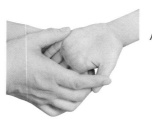
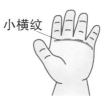

小横纹

小横纹： 掌侧，食、中、环、小指掌指关节横纹处，由拇指侧直推至小指侧。

6 大人用食指捣小儿小天心约 1 分钟（100 次）。

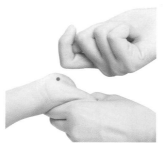

小天心： 在掌根，大小鱼际交接的中点凹陷处，属于点状穴位。

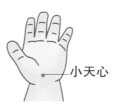

小天心

7 大人用双手拇指自两侧向总筋合推（合阴阳）约2分钟（200次）。

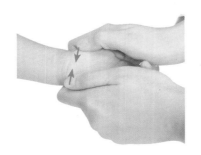

8 大人用拇指给小儿清大肠约2分钟（200次）。

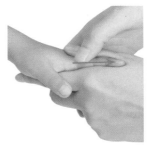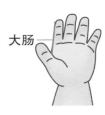

大肠： 食指桡侧缘，自食指尖至虎口所成的一直线。

9 小儿俯卧，大人用拇指指腹交替揉小儿肺俞约2分钟（200次）。

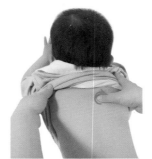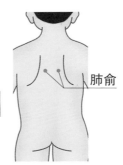

肺俞： 在背部，第3胸椎棘突下，后正中线旁开1.5寸。

·毒热闭肺·

【症状】

壮热不退，咳嗽剧烈，痰黄稠难咳或痰中带血，气急喘憋，鼻翼扇动，胸高胁满，张口抬肩，鼻孔干燥，面色红赤，口唇发绀，涕泪俱无，烦躁不宁，口渴引饮，便秘，小便黄少，舌红少津，舌苔黄燥。

【步骤】

1 大人用食指侧面给小儿清肺经约2分钟（200次）。

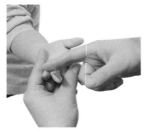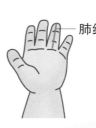

肺经： 在无名指掌面，自指尖至指根成一直线。

2 大人用拇指指腹给小儿清肝经约 2 分钟（200 次）。

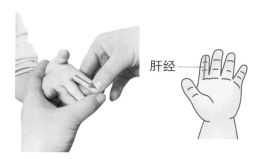

肝经：在食指掌面，自指尖至指根成一直线。

3 大人用拇指在小儿手掌面运内八卦，顺时针方向圆圈推动约 2 分钟（200 次）。

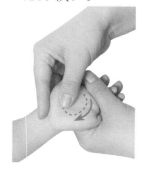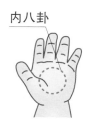

内八卦：在手掌面，以掌心为圆心，圆心至中指根距离 2/3 为半径之圆周即为内八卦。

4 大人用拇指或食、中指指面给小儿退六腑约 2 分钟（200 次）。

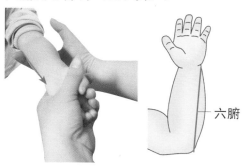

六腑：前臂尺侧，阴池至肘肘所成的一直线。

5 大人用拇指推小儿小横纹约 2 分钟（200 次）。

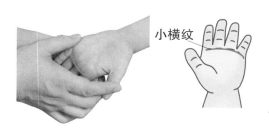

小横纹：掌侧，食、中、环、小指掌指关节横纹处，由拇指侧直推至小指侧。

6 大人用食指捣小儿小天心约 1 分钟（100 次）。

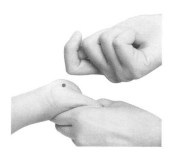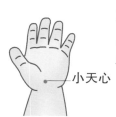

小天心：在掌根，大小鱼际交接的中点凹陷处，属于点状穴位。

7 大人用拇指给小儿清大肠约 2 分钟（200 次）。

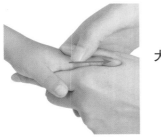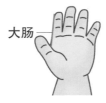

大肠：食指桡侧缘，自食指尖至虎口所成的一直线。

8 让小儿躺好，露出腹部，大人用拇指揉膻中约 2 分钟（200 次）。

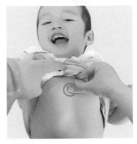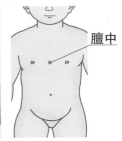

膻中：在胸部，前正中线上，平第 4 肋间，两乳头连线中点处。

9 小儿俯卧，大人用拇指指腹交替揉小儿肺俞约 2 分钟（200 次）。

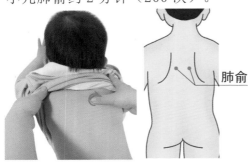

肺俞：在背部，第 3 胸椎棘突下，后正中线旁开 1.5 寸。

10 大人用双手拇指揉小儿肾俞 2 分钟。

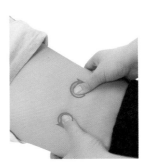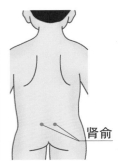

肾俞：在腰部，第 2 腰椎棘突下，后正中线旁开 1.5 寸。

·阴虚肺热·

【症状】

病程较长，低热盗汗，干咳无痰，甚至咳痰带血，面色潮红，手足心热，口干欲饮，盗汗，小便黄少，舌质红乏津，舌苔少或花剥。

【步骤】

1 大人用食指侧面给小儿清肺经约 2 分钟（200 次）。

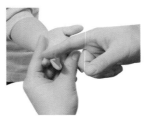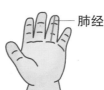

肺经：在无名指掌面，自指尖至指根成一直线。

2 大人用拇指指腹给小儿清肝经约 2 分钟（200 次）。

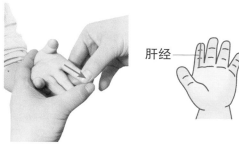

肝经: 在食指掌面, 自指尖至指根成一直线。

3 大人用拇指给小儿清大肠约 2 分钟（200 次）。

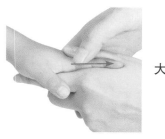
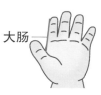

大肠: 食指桡侧缘, 自食指尖至虎口所成的一直线。

4 大人用拇指在小儿手掌面运内八卦, 顺时针方向圆圈推动约 1 分钟。

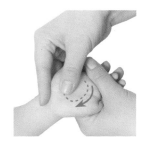
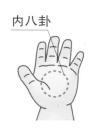

内八卦: 在手掌面, 以掌心为圆心, 圆心至中指根距离 2/3 为半径之圆周即为内八卦。

5 大人用拇指或食、中指指面给小儿退六腑约 1 分钟（100 次）。

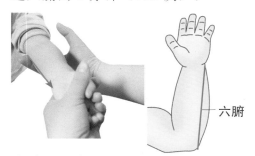

六腑: 前臂尺侧, 阴池至肘肘所成的一直线。

6 大人用拇指给小儿补脾经 2 分钟（200 次）。

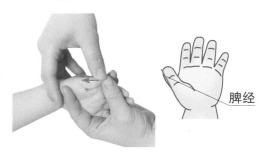

脾经: 在拇指桡侧缘赤白肉际处。

7 大人用食指捣小儿小天心约 1 分钟（100 次）。

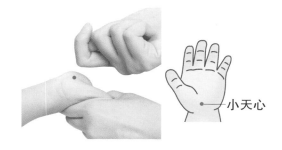

小天心: 在掌根, 大小鱼际交接的中点凹陷处, 属于点状穴位。

8 大人用拇指揉小儿二人上马约2分钟（200次）。

9 大人用食指、中指指面给小儿推三关约2分钟（200次）。

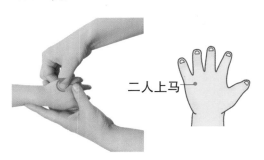

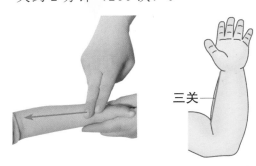

二人上马：掌背部，无名指与小指掌骨之间的凹陷中。

三关：前臂桡侧，阳池到曲池所成的一直线。

10 小儿俯卧，大人用双手拇指揉小儿肾俞2～3分钟。

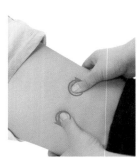

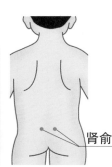

肾俞：在腰部，第2腰椎棘突下，后正中线旁开1.5寸。

·肺脾气虚·

【症状】

久咳无力，痰稀白易咳，气短，低热起伏，面白少华，神疲乏力，自汗，纳差，口不渴，大便溏，易于感冒，舌质淡红，舌体胖嫩，苔薄白。

【步骤】

1 大人两手相对挟持小儿手部，两拇指由总筋向两旁分推（即分推大横纹、分阴阳）约2分钟（200次）。

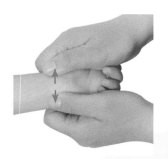

大横纹：仰掌，掌后横纹。近拇指端称阳池，近小指端称阴池。

2 大人用食指侧面给小儿清肺经约 2 分钟（200 次）。

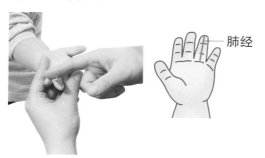

肺经： 在无名指掌面，自指尖至指根成一直线。

3 大人用拇指指腹给小儿清肝经约 2 分钟（200 次）。

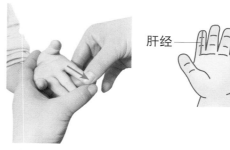

肝经： 在食指掌面，自指尖至指根成一直线。

4 大人用食、中指指面给小儿清天河水约 1 分钟（100 次）。

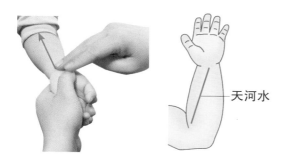

天河水： 在前臂正中，总筋到洪池（曲泽）所成的一直线。

5 大人用拇指在小儿手掌面运内八卦，顺时针方向圆圈推动约 1 分钟（100 次）。

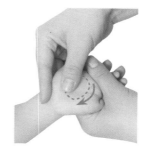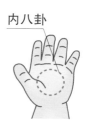

内八卦： 在手掌面，以掌心为圆心，圆心至中指根距离 2/3 为半径之圆周即为内八卦。

6 大人用拇指给小儿补脾经 2 分钟（200 次）。

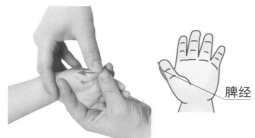

脾经： 在拇指桡侧缘赤白肉际处。

7 大人用食指捣小儿小天心约 1 分钟（100 次）。

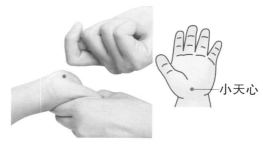

小天心： 在掌根，大小鱼际交接的中点凹陷处，属于点状穴位。

8 大人用食指、中指指面给小儿推三关约 3 分钟（300 次）。

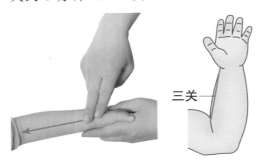

三关━

三关：前臂桡侧，阳池到曲池所成的一直线。

9 小儿俯卧，大人用拇指指腹交替揉小儿肺俞约 2 分钟。

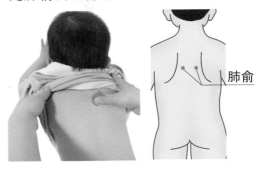

肺俞

肺俞：在背部，第 3 胸椎棘突下，后正中线旁开 1.5 寸。

10 大人用双手拇指揉小儿脾俞约 2 分钟。

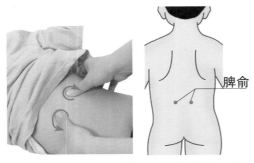

脾俞

脾俞：在背部，第 11 胸椎棘突下，后正中线旁开 1.5 寸。

11 大人用双手拇指揉小儿肾俞 2 ～ 3 分钟。

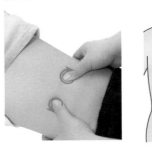
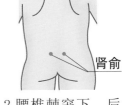

肾俞

肾俞：在腰部，第 2 腰椎棘突下，后正中线旁开 1.5 寸。

缓解小儿支原体肺炎症状的 食疗验方

小儿八宝粥 ▶

此粥具有健脾开胃、补益肺气的功效。芡实、薏苡仁、白扁豆健脾祛湿，莲子肉去心火，山药健脾，红枣、桂圆肉补气，百合、粳米润肺。

材料： 芡实、薏苡仁、白扁豆、莲子肉、山药、红枣、桂圆肉、百合各 6 克，粳米 100 克，白糖适量。

做法： 先将以上前八味去杂质洗净，入锅煎煮 40 分钟；再加入粳米、白糖，先用旺火烧开，再用文火熬煮成稀粥即可。

适用： 肺脾气虚的小儿肺炎喘嗽。

鱼腥草猪肺膳 ➤ 此膳具有清热解毒、滋阴润肺的功效。

材料： 鲜鱼腥草 100 克，猪肺 250 克，猪油、料酒、酱油、葱、姜、精盐、味精各适量。

做法： 猪肺切块，洗净血水，鱼腥草洗净切段。锅加猪油烧热，放猪肺煸炒至干，烹入料酒、酱油煸炒几下，加葱、姜、精盐，炖至猪肺熟透，投入鱼腥草稍炖入味，点入味精即可。

> **适用：** 毒热闭肺的小儿肺炎喘嗽。

罗汉果煲猪肺汤 ➤ 此汤具有养阴清热、润肺止咳的功效。

材料： 干品罗汉果 1/3 个，南杏仁 10 克，鲜猪肺 250 克，食用油、盐各适量。

做法： 先将猪肺用清水浸泡洗净，切成小块并挤出泡沫；南杏仁用水浸洗去皮。将罗汉果、南杏仁、猪肺一起放入砂锅内，加入适量清水煲汤，汤成后加入少许食用油、盐调味，饮汤及食汤料。

> **适用：** 阴虚肺热的小儿肺炎喘嗽。

预防和治疗小儿支原体肺炎的 关键

① 平时要注意清洁和通风，定期开窗通风，保持室内空气新鲜。

② 婴幼儿应尽量避免到人员密集的公共场所。

③ 注意手部的清洁卫生，勤洗手。

④ 多参与户外活动，进行身体锻炼，以改善呼吸功能。

⑤ 多喝温水，饮食以易消化、营养丰富的食物为宜。

⑥ 在寒冷季节或气候骤变外出时，要及时增添衣服，以防受寒感冒。

⑦ 呼吸急促时，应保持气道通畅，随时吸痰。

⑧ 支原体肺炎是儿科肺系疾病中较重的病症，应密切观察病情变化，及早发现变证，必要时采用中西医结合治疗的方法。

【病案一】

辛某，男，4岁。患儿发热、咳嗽2天，体温最高39℃，咳嗽，呈刺激性干咳，无痰，咽干，鼻塞流涕，打喷嚏，舌质红，苔薄白，听诊双肺呼吸音粗，未闻及干湿啰音，肺炎支原体抗体IgM阳性。

辨证属风寒郁肺型肺炎喘嗽，治宜辛温宣肺、宣肺止咳。给予推拿治疗，清肺经、清肝经、清天河水、运内八卦、揉二扇门、补脾经等。推拿2天后，患儿仍咳嗽（阵发痉挛性），痰少而黏，不易咳出，无发热，咽干，鼻燥，大便干，舌质红，苔黄。给予清肺经、清肝经、清天河水、运内八卦、揉二扇门、补脾经、推小横纹、合阴阳等。上穴推拿4天后，咳嗽减轻，痰易咳出。继续上穴推拿2天后痊愈。

【病案二】

于某，男，2岁。患儿咳嗽8天，发热2天。自服退热消炎药无效，曾医院治疗4天，热退，但咳嗽不减，神疲纳减，口干喜饮，夜寐欠安。精神欠佳，咽充血，双侧扁桃体Ⅰ度肿大，舌质红，苔黄腻。胸片提示间质性肺炎；肺炎支原体抗体IgM阳性。

辨证属痰热闭肺型肺炎喘嗽，治宜清热涤痰、开肺定喘。给予清肺经、清肝经、清天河水、运内八卦、退六腑、推小横纹、捣小天心、合阴阳、补脾经、揉膻中、揉肺俞等。治疗7天后，纳可，咽不红，扁桃体无肿大，咳嗽好转。

手足口病 【祛邪解毒，疏肝理肺】

手足口病是感受手足口病时邪引起的急性出疹性传染病，临床以手、足等部位的斑丘疹和疱疹，口腔疱疹、溃疡，发热为特征。少数病例可发生心、肺、脑等的严重并发症。古代医籍无此病名，可参见中医"疮疹""疱疹""瘟疫"等病症。

病变过程中有轻症、重症的不同。轻症邪毒较轻，人体正气相对强盛，正邪交争，抗邪外出，疾病向愈；重症染毒深重，正不胜邪，邪毒可侵心伤肺、内陷心肝、损经伤络，出现诸多变证。

手足口病产生的 原因

手足口病主要病因为感染柯萨奇病毒 A 组 16 型和肠道病毒 71 型（EV71）。

中医病因包括内因和外因两个方面，内因为小儿腑脏娇嫩，卫外不固，外因为感受手足口病时邪。

家长应知的 简易辨别方法

手足口病 常证

手足口病轻症（邪犯肺脾）：发热或不发热，流鼻涕，咳嗽，恶心，不爱吃饭，流口水，口腔有疱疹，手脚有斑丘疹、疱疹，舌红，苔黄腻

手足口病重症（湿热毒盛）：持续高热，烦躁，口渴，口臭，口腔溃疡较多，拒绝吃饭，流口水，口腔有疱疹，手脚及屁股有丘疹、疱疹，大便秘结，小便黄，舌红，苔黄腻

治疗小儿手足口病的 基本手法

【治疗流程】

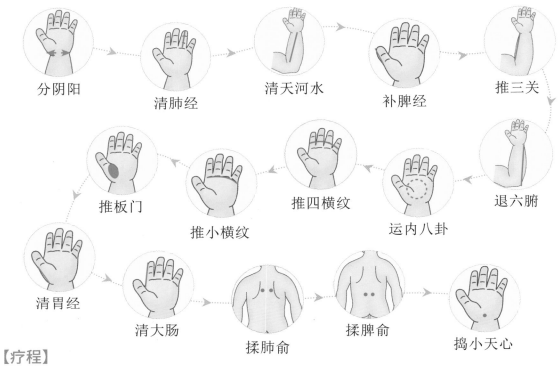

分阴阳 → 清肺经 → 清天河水 → 补脾经 → 推三关

推板门 ← 推小横纹 ← 推四横纹 ← 运内八卦 ← 退六腑

清胃经 → 清大肠 → 揉肺俞 → 揉脾俞 → 捣小天心

【疗程】

随症治疗即可。

注意事项

● 手足口病发病痛苦，要给予小儿足够的耐心。

● 轻重适宜，以免引起小儿反感。

【步骤】

1　大人两手相对挟持小儿手部，两拇指由总筋向两旁分推（即分推大横纹、分阴阳）约2分钟（200次）。

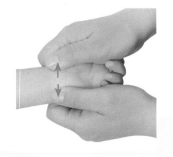

大横纹：仰掌，掌后横纹。近拇指端称阳池，近小指端称阴池。

2 大人用食指侧面给小儿清肺经约3分钟。

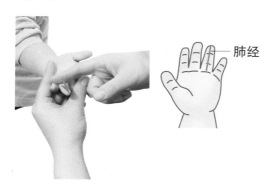

肺经

肺经： 在无名指掌面，自指尖至指根成一直线。

3 大人用食、中指指面给小儿清天河水约2分钟。

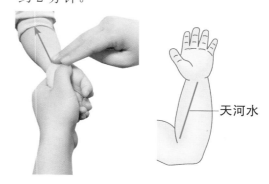

天河水

天河水： 在前臂正中，总筋到洪池（曲泽）所成的一直线。

4 大人用拇指给小儿补脾经2分钟（200次）。

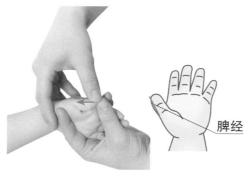

脾经

脾经： 在拇指桡侧缘赤白肉际处。

5 大人用食、中指指面给小儿推三关2～3分钟（200～300次）。

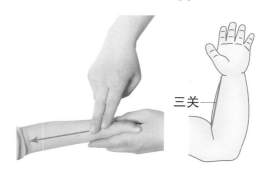

三关

三关： 前臂桡侧，阳池到曲池所成的一直线。

6 大人用拇指或食、中指指面给小儿退六腑约1分钟（100次）。

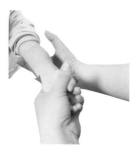

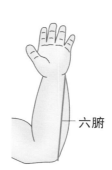

六腑

六腑： 前臂尺侧，阴池至肘肘所成的一直线。

7 大人用拇指在小儿手掌面运内八卦，顺时针方向圆圈推动约 1 分钟。

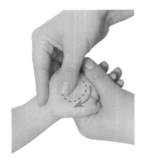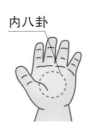

内八卦

内八卦： 在手掌面，以掌心为圆心，圆心至中指根距离 2/3 为半径之圆周即为内八卦。

8 大人用食指推小儿四横纹约 1 分钟。

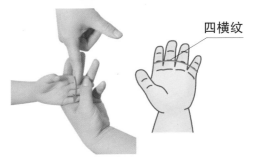

四横纹

四横纹： 在手掌面，食指、中指、无名指、小指第 1 指间关节横纹处。

9 大人用拇指推小儿小横纹约 1 分钟。

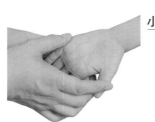

小横纹

小横纹： 掌侧，食、中、环、小指掌指关节横纹处，由拇指侧直推至小指侧。

10 大人用拇指推小儿板门约 2 分钟。

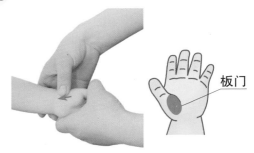

板门

板门： 手掌拇指本节后，鱼际肉处。

11 大人用拇指指腹给小儿清胃经约 2 分钟（200 次）。

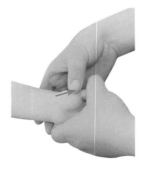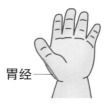

胃经

胃经： 大鱼际桡侧缘赤白肉际由掌根至拇指根成一直线。

12 大人用拇指给小儿清大肠约 2 分钟（200 次）。

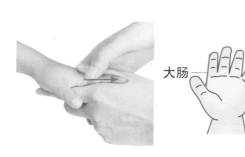

大肠： 食指桡侧缘，自食指尖至虎口所成的一直线。

13 小儿俯卧，大人用拇指指腹交替揉小儿肺俞 2 ～ 3 分钟。

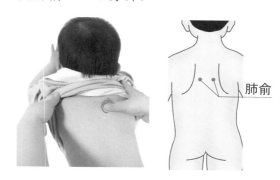

肺俞： 在背部，第 3 胸椎棘突下，后正中线旁开 1.5 寸。

14 大人用拇指揉小儿脾俞 2 ～ 3 分钟。

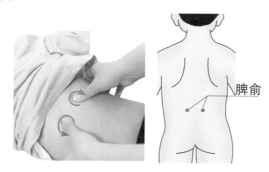

脾俞： 在背部，第 11 胸椎棘突下，后正中线旁开 1.5 寸。

15 大人用食指捣小儿小天心约 1 分钟（100 次）。

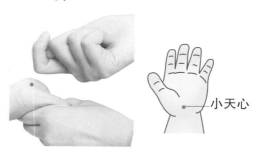

小天心： 在掌根，大小鱼际交接的中点凹陷处，属于点状穴位。

不同证型的 治疗手法

·邪犯肺脾·

【症状】

　　急性起病，发热或不发热，流涕、咳嗽，纳差、恶心，口腔疱疹、溃疡，口痛、流涎，手足部斑丘疹、疱疹，根盘红晕不著，疱浆清亮，分布稀疏，舌质红，苔薄黄腻。

1 大人两手相对挟持小儿手部，两拇指由总筋向两旁分推（即分推大横纹、分阴阳）约2分钟（200次）。

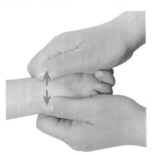

大横纹：仰掌，掌后横纹。近拇指端称阳池，近小指端称阴池。

2 大人用食、中指指面给小儿清天河水约2分钟（200次）。

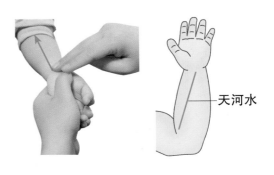

天河水：在前臂正中，总筋到洪池（曲泽）所成的一直线。

3 大人用食指侧面给小儿清肺经约2分钟（200次）。

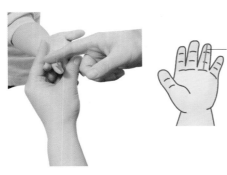

肺经：在无名指掌面，自指尖至指根成一直线。

4 大人用拇指给小儿补脾经2分钟（200次）。

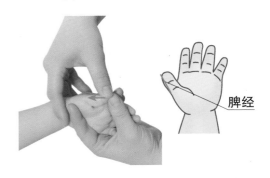

脾经：在拇指桡侧缘赤白肉际处。

5 大人用食指、中指指面给小儿推三关约2分钟（200次）。

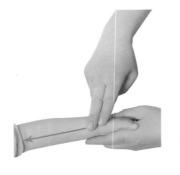

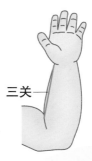

三关：前臂桡侧，阳池到曲池所成的一直线。

6　大人用拇指在小儿手掌面运内八卦，顺时针方向圆圈推动约2分钟（200次）。

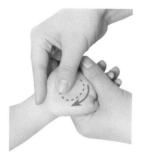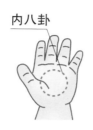

内八卦：在手掌面，以掌心为圆心，圆心至中指根距离2/3为半径之圆周即为内八卦。

7　大人用拇指推小儿板门约2分钟（200次）。

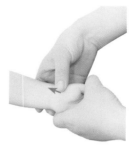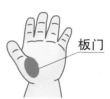

板门：手掌拇指本节后，鱼际肉处。

8　大人用食指推小儿四横纹约1分钟。

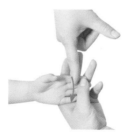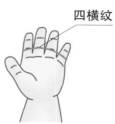

四横纹：在手掌面，食指、中指、无名指、小指第1指间关节横纹处。

·湿热毒盛·

【症状】

　　壮热持续，烦躁，口渴，口臭，口腔疱疹、溃疡较多，流涎，口痛、拒食，手足部斑丘疹、疱疹，分布稠密，或成簇出现，可延及臀部和臂、腿部，疹色紫暗，根盘红晕显著，疱浆浑浊，小便黄赤，大便秘结，舌质红绛，舌苔黄腻。

【步骤】

1　大人用食、中指指面给小儿清天河水2分钟（200次）。

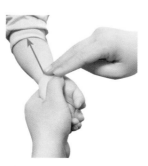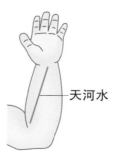

天河水：在前臂正中，总筋到洪池（曲泽）所成的一直线。

2 大人用拇指或食、中指指面给小儿退六腑约1分钟（100次）。

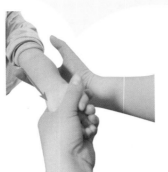

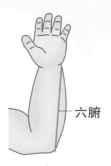

六腑：前臂尺侧，阴池至肘肘所成的一直线。

六腑

3 大人用拇指指腹给小儿清胃经约2分钟（200次）。

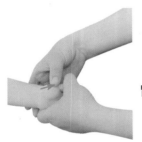

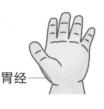

胃经

胃经：大鱼际桡侧缘赤白肉际由掌根至拇指根成一直线。

4 大人用拇指给小儿清大肠约2分钟（200次）。

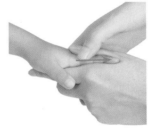

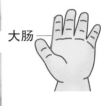

大肠

大肠：食指桡侧缘，自食指尖至虎口所成的一直线。

5 大人用食指、中指指面给小儿推三关约2分钟（200次）。

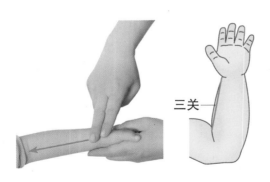

三关

三关：前臂桡侧，阳池到曲池所成的一直线。

6 大人用拇指在小儿手掌面运内八卦，顺时针方向圆圈推动约2分钟（200次）。

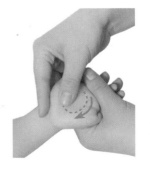

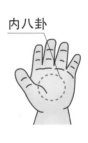

内八卦

内八卦：在手掌面，以掌心为圆心，圆心至中指根距离2/3为半径之圆周即为内八卦。

7 大人用食指推小儿四横纹约 2 分钟（200 次）。

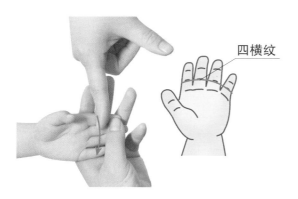

四横纹

四横纹： 在手掌面，食指、中指、无名指、小指第 1 指间关节横纹处。

8 大人用拇指推小儿板门约 2 分钟（200 次）。

板门

板门： 手掌拇指本节后，鱼际肉处。

9 大人用食指捣小儿小天心约 1 分钟（100 次）。

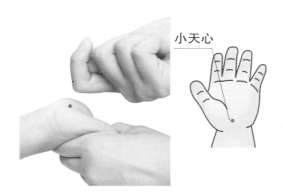

小天心

小天心： 在掌根，大小鱼际交接的中点凹陷处，属于点状穴位。

10 大人用拇指推小儿小横纹约 1 分钟。

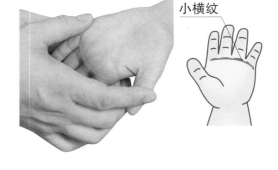

小横纹

小横纹： 掌侧，食、中、环、小指掌指关节横纹处，由拇指侧直推至小指侧。

三豆饮 ▶

手足口病在中医中属"温病"范畴。中医大师彭子益的古方"四豆饮",对温病发热的效果非常好。这里去掉了白饭豆,因为白饭豆对于尿多、出汗的孩子是不适合的,用三豆(黄豆、黑豆、绿豆)更为安全温和,加入葡萄干健运脾土,白菜心清热利水。

材料: 黄豆 20 粒、黑豆 15 粒、绿豆 15 粒、葡萄干 10 粒、白菜心 20 克。

做法: 所有食材浸泡 1 小时,加入清水没过食材,大火烧开后转小火煎煮至豆子软烂。

适用: 手足口病发作期。

山药百合粥 ▶

手足口病主要责之于肺脾二经,康复期要注意健运脾土、清补肺金。山药平补肺脾肾三脏;百合清肺润肺,同补肺脾二经。

材料: 怀山药 1/4 根、百合半头。

做法: 怀山药去皮洗净切块,百合洗净瓣成小瓣待用;锅中倒入清水,加入食材,炖煮成粥。

适用: 手足口病康复期。

预防和治疗小儿手足口病的 关键

① 注意休息,保持室内空气流通,饮食以清淡而富含维生素的流质或软食为主,忌食辛辣、过烫等刺激性食物,饮食前后用淡盐水漱口。注意搞好个人卫生,养成饭前便后洗手的习惯。

② 注意临床观察,及早发现变证,并及时处理。

③ 保持皮肤清洁,不能搔抓疱疹,以防继发感染。对皮肤破溃感染者,取金黄散或青黛散用麻油调后外涂。

④ 患儿隔离至症状和体征消失后 2 周。

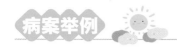

病案举例

【病案一】

段某,男,5岁。患儿发热、皮疹1天余。患儿1天前出现发热,体温最高39.5℃,自诉口腔疼痛,纳食加重,大便偏干,手足、臀部可见少量红色疱疹,咽腔充血明显,扁桃体Ⅱ度肿大,咽部数个疱疹。舌红,苔黄厚。

辨证属邪犯肺脾型手足口病,治宜宣肺解表、清热化湿。给予分阴阳、清天河水、清肺经、补脾经、推三关、运内八卦、揉板门等。治疗一天后,体温37.8℃,大便1次,咽部充血减轻。上穴继续推1次,疹轻,治疗3次后体温正常,手足疱疹减退,纳可。

【病案二】

韩某,女,5岁。患儿发热伴口腔溃疡及手部小水疱2天,突然发热,体温38.5～39.0℃,流清黏鼻涕,1天前发现患儿下唇内中部有溃疡,较黄豆粒大,上颚有一红斑,自述口痛,纳差,恶心烦躁,大便干,较臭,夜眠不安,舌质红绛。

辨证属湿热毒盛型手足口病,治宜清气凉营、解毒化湿。给予清天河水、退六腑、推板门、清大肠、捣小天心、拿风池、推天柱骨、推下七节骨等。治疗一天后,体温37.4℃,精神好转,恶心见轻,大便1次,疹轻,咽红轻。继续治疗4次后,体温正常,手已不痒,手内小水疱已消,夜眠安。

附录　　小儿中医知识浅析

你的宝宝属于哪种体质？

中医对人不同体质的归纳和分类有很完善的理论基础。需要运用中医的整体观念和辨证论治对个体进行分析，以定证型，根据证型来治疗。

给宝宝进行保健，也要遵循这个原理。中医学将孩子的体质分为健康、寒、热、虚、湿5种类型。可根据体质的差异从而采取不同的方法。这是中医因时因地因人制宜的基本原则。

健康型	寒型	热型	虚型	湿型
身体壮实、面色红润、精神饱满、吃饭香、大小便正常。	身体和手脚冰凉、面色苍白、不爱运动、吃饭不香、食生冷物容易大便溏稀。	形体壮实、面赤唇红、不喜欢热的食物、喜欢凉的东西、烦躁易怒、贪吃、大便秘结。	面色萎黄、少气懒言、神疲乏力、不爱运动、汗多、饭量小、大便溏软。	喜欢吃肥甘厚腻的食物、形体多肥胖、动作迟缓、大便溏烂。

小儿五脏补泻之道

中医学中金、木、水、火、土为五行，相对应的脏腑为肺、肝、肾、心、脾。

肺　负责声音，孩子说话声音很弱，说明肺虚。孩子发不出声或嗓音经常忽然嘶哑，表示肺内有痰。肺还负责皮肤，孩子浑身无故发痒，表示肺燥。皮肤不润泽也是肺虚的表现之一。

肝　负责血气，肝虚的孩子容易抽筋。

肾　负责骨、齿、耳，以上器官或部位有病应从肾论治。

心　孩子老是一惊一乍，表现得心神不安，属心虚；无缘无故就流泪，属心热；身体瘦弱，坐着不动都会经常出虚汗，属心虚；身体上总容易有原因不明的红肿现象，属心热。

脾　负责身体元气。气又与汗液有关系，气弱时，会出汗，还会显得消瘦。脾有问题，还会影响情绪和思维。

五脏之中，脾和肺最脆弱，最易受伤。如果父母过度溺爱，把好吃的过多地塞给孩子，就容易伤脾。如果照顾疏忽，就容易导致六淫袭肺，从而导致感冒、发热、咳嗽。

在中医学中，根据五行相生的道理，五脏相生的顺序为：脾土生肺金，肺金生肾水，肾水生肝木，肝木生心火，心火生脾土。在前的是母，在后是子。

有生必有克，没有克的话，各脏腑之间就没了制约，机体就不能正常工作了。根据五行相克的道理，五脏相克的顺序为：肝木克脾土，脾土克肾水，肾水克心火，心火克肺金，肺金克肝木。克的是强者，被克的相对处于弱势。

如果不明白五脏生克的道理，运用儿童按摩手法的时候就会搞不清楚补和泻的方法。其实很简单，只要牢牢记住"实则泻其子，虚则补其母"即可。

望小儿面相，知五脏症状

中医学讲，人体有五脏，虽然五脏在体内不可见，但五官作为人体脏腑的"开窍"，可以像镜子一样把藏在深处的五脏的状态一一表现出来。根据此法，如果看到孩子面色与平常不一样，就可以通过观面相辨别脏腑虚实，诊断疾病。

面色

红，病在心，面红表示心热。
青，病在肝，面青表示身体上有疼痛的地方。
黄，病在脾，面黄表示脾伤。
白，病在肺，面白表示肺有寒气。
黑，病在肾，面黑而无润泽，表示肾气虚极。

鼻准（鼻尖）

鼻尖红燥，表示脾热。
鼻尖惨黄，表示脾虚。

牙床

牙床红肿，表示脾胃有热。
牙床溃烂，表示脾胃火盛。

嘴

往右歪，是有肝风。
往左歪，是脾有痰。

耳与齿——肾之窍

耳鸣，肾气不和。

鼻孔——肺之窍

鼻孔干燥，表示有肺热。
鼻孔流清涕，表示肺有寒气。

唇——脾胃之窍

红紫，表示脾胃有热。
淡白，表示脾胃虚。
漆黑，表示脾胃虚极。

眼睛——肝之窍

爱盯着人看，眼睛转来转去，表示有肝风。

印堂在两眉头连线的中点，儿童印堂色泽的变化，可反映其健康状况。

◆红色：属心，儿童印堂颜色发红的，为肺受热。凡印堂有红筋，多为心肺之疾，根据"热则清之，实则泻之，虚则补之"的原则，热病适合用泻法，泻心经、肺经。注意，心经有热，不能直接清心经，可用清天河水代替。

◆紫色：热毒严重，必须大清，用退大热的六腑，推拿到热退为止。

◆青色：属肝，印堂色青，表示肝风内动。注意肝为将军之官，可平不可补，即平肝，若要补肝就要补其母，即补肾。

◆黑色：属肾，印堂色黑，说明风寒入肾，须拿列缺急救，按摩到出汗，风邪即散。

◆白色：属肺，肺为肾之母，印堂色白，为肺有痰。清天河水能清上焦之热，宜重推。

◆黄色：属脾，印堂色黄者，表示儿童多脾胃病。常见的有腹泻、便秘两种。孩子腹泻，多由脾胃虚弱、喂养不当而伤脾胃引起。推大肠能补脾虚，清肠胃积滞，调功能。孩子便秘，多由脾热肺燥所致，将小儿大拇指伸直向外推，能泻脾；大肠与肺相表里，便秘肠结因肺燥，肺燥大肠亦燥，必清大肠。脾肺为母子关系，若肺燥，可清脾；肾为先天之本，脾为后天之本，相互促进，关系密切，治疗便秘时须兼补肾。另外，鼻流清涕的孩子也可能印堂发黄，这是外感风寒，大人食、中二指入小儿鼻孔，左右旋转，这叫"黄蜂入洞"，可以发汗祛风寒。

观小儿食指，知身体状况

络脉是由经脉分出来的、分布在皮下浅层的支脉。3岁以下的孩子，皮薄肤嫩，特别适合用望食指络脉的方式来判断身体状况。

食指络脉

食指络脉是指虎口至食指侧的浅表静脉，是寸口脉的分支，与寸口脉同属肺经，其形色变化可以反映寸口脉的变化。食指靠近手掌的第 1 节为风关；第 2 节为气关；第 3 节为命关。

家长可以抱起孩子，向着亮处，用左手拇指和食指握住孩子的食指末端，再用右手拇指在孩子的虎口至食指侧的浅表静脉从指尖向指根部推擦几次，用力适中，使指纹显露，这样才易观察。

◆若浅表静脉看起来浮显，多见于感冒，病邪在表，发汗，病就会好；若浅表静脉看起来沉隐，说明病邪在里，就只能通过按摩慢慢调理，体内的正气强壮了，才能一步步把病邪彻底祛除。

◆若浅表静脉的颜色鲜红，多属于外感风寒表证；呈紫红色，多属于里热证，需要经常清天河水才能把热邪除掉。

◆若浅表静脉的颜色是青色，表示孩子经常有疼痛或惊风，要仔细全面检查；若浅表静脉是紫黑色，表示孩子血络郁闭；若浅表静脉颜色很淡，表示孩子脾虚、气血不足。

食指络脉也能反映孩子病情的轻重，若病重，浅表静脉长；若病轻，浅表静脉短。络脉透过三关直达指端，称为透关射甲，病多半比较凶险，要抓紧医治。

浅表静脉增粗，分支显见，病为实证、热证，推拿时用泻法；浅表静脉变细，分支不显，就是虚证、寒证，推拿时用补法。

小儿取穴定位法

取穴的方法，一般可分为体表标志法、同身寸取穴法、骨度分寸法和简单取穴法等。针对小儿取穴，在本书中通常以几种取穴方法相结合，根据具体情况、部位适当选择。

体表标志法

以体表某些标志如五官、毛发、指甲、乳头、肚脐或关节、肌肉等活动时产生的孔隙、凹陷等为依据，去找所要取的穴位，这样的取穴方法就是体表标志法。通常多用此法取的穴位有印堂，即两眉中间；膻中，即两乳头水平连线中点等。

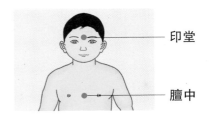

印堂

膻中

同身寸取穴法

所谓同身寸取穴法，就是以小儿的手为标准，测量本人身上的穴位。常用的有以下3种。

拇指同身寸

拇指指间关节的宽度为1寸。

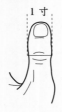

1寸

中指同身寸

中指屈曲时，中指中节两横纹之间为1寸。

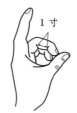

1寸

横指同身寸

四指并拢时，以中指近节指间关节平面为准，其四指的宽度约为3寸。

3寸

骨度分寸法

骨度分寸法是以自己身体某两点间的距离为若干寸的取穴方法。如前发际与后发际之间规定为12寸、脐的中心与耻骨联合上缘为5寸等。

简单取穴法

简单取穴法是一种简单易行的取穴方法，是依据人体某局部活动后出现的隆起、凹陷、孔隙、皱纹等作为取穴标志的方法。如两耳尖直上连线的中点为百会等。